PA

ACTUALITÉS GYNÉCOLOGIQUES

Les précédents numéros
sont en vente
aux Editions Masson

La vingt-quatrième série
est en vente
aux Editions ESKA

ACTUALITÉS GYNÉCOLOGIQUES

PUBLIÉES SOUS LA DIRECTION DE

Albert NETTER

AVEC LA COLLABORATION DE

A. ALMEIDA SANTOS, A.T. ALMEIDA SANTOS, M. BERGERE, F. BEY OMAR, C. BLACKER, P. BOUCHARD, L. CALEMARD, M. CAMUS, M. COGNAT, K. DELABRE, P. DEVROEY, J. DURIEU, D. FREDY, R. FRYDMAN, C. GAGNARD-LANDRA, G. GODLEWSKI, A. GORINS, M.-L. GOUGEON, J.-F. GUERIN, J. GUIBERT, A. GUIOCHON-MANTEL, G. JANAUD, C. JANSSENSWILLEN, H. JORIS, A. LAMBERT, P. LESCOP, G. LEYENDECKER, I. LIEBAERS, J. LIU, J.-M. LOBACCARO, P. LOPES, S. LUMBROSO, A. MAUBON, P.G. McDONOUGH, A. MENSIER, E. MILGROM, L. MONTAGNIER, Y. MOREL, Z. NAGY, K. NAHOUL, A. NETTER, F. OLIVENNES, M. PELISSE, M. PERROT-APPLANAT, L. PLOUFFE, H. ROCHEFORT, P. ROGER, J.-P. ROUANET, C. ROUX, H. ROZENBAUM, J. SELVA, D. SERFATY, C. SULTAN, J.-M. TEISSIER, C. THIBAULT, A. ULMANN, A. VAN STEIRTEGHEM, M.-N. VITAL-DURAND, L. WILDT, J.-R. ZORN.

VINGT-CINQUIÈME SÉRIE

ÉDITIONS ESKA
PARIS
1994

ISBN 2-86911-215-7

Siège social : Distribution et Vente
Éditions Eska - 27, rue Dunois, 75013 Paris. Tél. : (1) 44 06 80 41 - Fax : (1) 44 24 06 94

TABLE DES MATIERES

* * *

Société européenne de gynécologie
Séance du 5 février 1994

* * *

TRAITEMENT MODERNE DE L'INFECTION URINAIRE DE LA FEMME

J. GUIBERT *

La "modernité" dans l'infection urinaire basse de la femme se situe tout autant dans son actualité que dans son traitement.

La fréquence de la cystite demeure en effet toujours très grande ; elle est sans doute en partie liée à l'âge plus avancé de la première grossesse, dont on sait qu'elle est habituellement suivie de la diminution ou de la disparition des infections urinaires.

L'usage du traitement court de la cystite est certes récent en France, remontant à cinq ans, mais il existe en Grande-Bretagne depuis 1967... Quant à la prophylaxie des cystites récidivantes, elle est aussi encore peu prescrite en France, alors que la Grande-Bretagne et les USA l'utilisent couramment.

Pourtant, la réunion de consensus du 16 novembre 1990, consacrée à l'antibiothérapie des infections urinaires, a confirmé le traitement court de l'infection urinaire basse non compliquée de la femme et l'a défini comme un traitement de trois jours ou une dose unique.

TRAITEMENT DE LA CYSTITE

La physiopathologie de cette infection est maintenant bien comprise [7] : les bactéries uro-pathogènes et les entérobactéries en particulier ont leur origine dans la flore colique, les staphylocoques dnase (-) provenant de la flore périnéale ; ces bactéries colonisent généralement dans un premier temps le vagin, puis ensuite l'urètre et la vessie où la multiplication du germe se fait selon des proportions variables dans l'urine et dans la paroi vésicale... Les relations sexuelles sont souvent un facteur mécanique favorisant le passage du germe de la cavité vaginale au méat urinaire.

Les mictions constituent le meilleur moyen de défense contre la cystite en éliminant les germes ; leur espacement durant le sommeil explique la grande fréquence du début des cystites en fin de nuit.

L'hyperdiurèse, en augmentant le nombre des mictions, entraîne la guérison clinique et bactériologique de la cystite dans 30 à 40 % des cas. Dans les autres cas, les symptômes s'atténuent seulement, ou, après une période de disparition de 12 à 24 h, réapparaissent avec la recroissance de la bactérie causale [7]. Cet effet de la prise importante de liquide sur les signes cliniques de la cystite est bien corrélé à ces derniers et aux résultats de l'examen cytobactériologique de l'urine (ECBU) :

- elle est curative lorsque la multiplication de la bactérie est prédominante dans l'urine, situation qui se traduit cliniquement par la prédominance des brûlures mictionnelles et à l'ECBU par une leucocyturie modérée ;
- elle se révèle impuissante à éradiquer définitivement le germe causal lorsque sa multiplication est prépondérante dans la paroi vésicale, ce qui peut être envisagé lorsque la polla-

* ACCA, consul. Pathologie Infectieuse, Hôpital Saint-Joseph, Paris.

kiurie est intense et *a fortiori* s'il y a une hématurie macroscopique et à l'ECBU une leucocyturie très élevée, isolée ou associée à une hématurie microscopique. O'Grady [7] a donc conclu des résultats de ses travaux que le traitement de la cystite simple de la femme par des doses répétées d'antibiotiques était excessif et que deux doses espacées de trois jours (la deuxième étant prise lors de la recroissance possible du germe) étaient suffisantes ou même une seule dose pourrait suffire à condition d'avoir une posologie élevée et un antibiotique bactéricide.

Gruneberg et Brumfitt ont publié en 1967 la première étude du traitement de la cystite simple de la femme par une dose-unique d'un sulfamide-retard la sulphormétoxine dont la demi-vie était de 150 à 200 h ; le produit s'est révélé avoir la même efficacité qu'un traitement d'ampicilline. Depuis, de très nombreux antibiotiques appartenant à l'ensemble des familles ont été étudiés par voie orale principalement mais aussi intra-musculaire avec des résultats variés [1-6]. Ceux-ci ont conduit à définir les qualités requises d'un antibiotique pour son emploi à dose unique et à situer la place du traitement de trois jours.

Les qualités requises d'un produit dose-unique figurent dans le tableau I. Elles se divisent en données fondamentales essentielles puisque l'éradication de la bactérie causale dépend d'elles et en données pratiques également à considérer si l'on se place du point de vue de la patiente qui souhaite un soulagement rapide de ces symptômes et l'absence d'effets secondaires de l'antibiotique.

En France, quatre antibiotiques ont actuellement l'indication dose-unique dans le traitement de la cystite simple de la femme (tableau II). Si l'on se réfère aux qualités fondamentales requises, deux produits ont un pourcentage de résistance bactérienne faible : la fosfomycine-trométamol et la péfloxacine, un seul produit a des caractéristiques pharmacocinétiques remarquables : la péfloxacine dont la biodisponibilité est de 100 % et dont l'élimination urinaire à des concentrations bactériologiquement actives est supérieure ou égale à 120 heures [3]. Par ailleurs, la posologie élevée de 800 mg prévient le risque de mutant-résistant.

L'emploi de plus en plus répandu de la modalité dose-unique dans la cystite féminine a conduit à en cerner les différentes indications qui se ramènent en pratique à une seule : l'infection urinaire basse, non compliquée ou cystite simple apanage exclusif de la femme. L'infection est symptomatique et survient donc sur une vessie normale aux plans anatomique et fonctionnel, mais elle peut être récidivante sur un mode espacé ou rapproché et être présente chez une femme jeune ou âgée. Une étude comparative de l'efficacité et de la tolérance de la péfloxacine dose-unique versus la norfloxacine 10 jours chez la femme de plus de 50 ans a confirmé l'équivalence des deux modalités thérapeutiques, la Péflacine monodose ayant l'avantage d'une meilleure observance et aussi celle d'une meilleure acceptabilité chez des patients pouvant être polymédicamentés [4].

Le traitement de trois jours a éventuellement une activité supérieure à la dose unique dans les cystites à staphylocoques dont la fréquence est toutefois faible de l'ordre de 3 à 4 %. Sinon il a sa place chez les patientes préférant un traitement plus long, alors même que la présence prolongée dans l'urine de concentrations bactériologiquement actives de péfloxacine leur aura été précisée [5].

PROPHYLAXIE DES CYSTITES RÉCIDIVANTES

Les cystites récidivantes sur un mode rapproché (≥ 4 épisodes par an) justifient seules l'antibioprophylaxie, après que les règles courantes d'hygiène de vie (prise liquide ≥ 1,5 litre par jour, au minimum 5 à 6 mictions par jour, miction post-coïtale) aient été précisées.

TABLEAU I

Qualités requises d'un produit dose-unique

Données fondamentales		**Données cliniques ou pratiques**		
Activité antibactérienne	**Caractéristiques pharmacocinétiques**	**Présentation posologie**	**Disparition des signes cliniques**	**Tolérance**
1. ≥ 90 % sur les bactéries uropathogènes : *E. coli ++, Proteus mirabilis, Klebsiella, Enterobacter, Citrobacter, Staphylocoques dnase -*	1. Élimination urinaire rapide, élevée, prolongée	1. Formulation comprimé > sachet	le plus rapidement possible : 24-48 h	absence d'effets secondaires
2. Action bactéricide	2. Diffusion dans la paroi vésicale	2. Nombre d'unités : au mieux 1 3. Posologie élevée (≥ dose curative journalière)		

TABLEAU II

Produits dose-unique disponible en France

DCI	Nom de marque	Présentation	Posologie : nombre d'unités	Biodisponibilité (%)	Résistance bactéries uropath. (%)	Elimination urinaire (heure)
Amoxicilline	**CLAMOXYL**	cp. 1g bte de 3 sachet 1 g bte de 3	1 g x 3	80	20-30	12-24
Cotrimoxazole	**BACTRIM FORTE (ROCHE)**	Bte de 10 cps	Sulf. (1) 800 mg TMP (2) 160 mg) X 3	90	15-20	72
Fosfomycine-trométamol	**MONURIL URIDOZ**	Bte de 1 sachet	3 g x 1	50	< 5	48
Péfloxacine	**PEFLACINE MONODOSE**	cp 400 mg bte de 2 cps	400 mg x 2	100	< 5	≥ 120

(1) Sulfaméthoxazole.
(2) Triméthoprime.

Les modalités de l'antibioprophylaxie sont les suivantes [2-8] : son administration peut être continue quotidienne ou discontinue bi ou tri-hebdomadaire ou seulement lors des relations sexuelles, lorsque celles-ci sont le facteur évident des réinfections [9] ; la prise de l'antibiotique est conseillée au dîner ou au coucher pour pallier l'espacement nocturne des mictions qui favorise la colonisation bactérienne de la vessie ; les doses utilisées sont toujours faibles, le plus souvent égales au tiers ou au quart de la posologie curative ; elles sont suffisantes car elles entraînent des concentrations urinaires subinhibitrices qui empêchent l'adhérence des bactéries à l'urothelium ; enfin la durée de la prévention est de six mois minimum et généralement de douze mois, voire beaucoup plus, la stérilité urinaire permettant à la paroi vésicale de se réparer et laissant les patientes indemnes de tout symptôme :

- la tolérance de la prévention discontinue est bonne, dans l'ensemble supérieure à celle de la prévention continue. Les produits de l'antibioprophylaxie doivent comporter un faible risque de sélection de bactéries résistantes dans la flore intestinale. Ils ont donc varié au fil du temps et ainsi le cotrimoxazole largement utilisé entre 1970 et 1985 ne peut plus l'être actuellement. Les quinolones et les céphalosporines de première génération sont utilisables, en particulier l'acide pipémidique (Pipram) pour les premières, à raison de deux ou trois prises espacées par semaine, leur élimination urinaire étant brève. Parmi les fluoroquinolones, la péfloxacine (Péflacine) a été étudiée à la posologie de 400 mg une seule fois par semaine*. Elle a montré une activité identique à celle des antibiotiques cités précédemment c'est-à-dire de l'ordre de 95 %. C'est le seul produit pouvant être administré de façon hebdomadaire, ceci du fait de son élimination urinaire très prolongée.

A l'arrêt de l'antibioprophylaxie, 30 % environ des femmes voient leurs cystites réapparaître, dans les trois mois, quel que soit le produit utilisé ; la prévention peut alors être reprise. Avec la péfloxacine la fréquence des récidives post-prophylaxie paraît plus faible.

En conclusion, le traitement et la prévention de la cystite aiguë de la femme ont bien évolué dans le sens de la simplification. ●

RÉFÉRENCES

[1] BAILEY R.R. : Review of published studies on single dose therapy of urinary tract infections. Infection, 1990, 18 suppl. 2 : 553 - 55.

[2] BRUMFITT W., HAMILTON-MILLER J.M.T. : Therapeutic update. Prophylactic antibiotics for recurrent urinary tract infections. Journal of Antimicrobial Chemotherapy, 1990, 25, 505-512.

[3] GUIBERT J., KITZIS M.D., BRUMPT I., ACAR J.F. : Activité antibactérienne de la péfloxacine dans l'urine durant sept jours après prise orale unique de 800 mg. Path. Biol,. 1989, 37, 406-410.

[4] GUIBERT J., MAZEMAN E., COLAU J.C., DELAVAULT P. : Cystite aiguë chez la femme de plus de 50 ans. Efficacité de la péfloxacine en dose unique et de la norfloxacine prescrite pendant 10 jours. Presse Médicale, 1993, 22, 288-292.

[5] GUIBERT J. : Infection urinaire basse de la femme. Traitement dose-unique versus traitement court trois jours. Rev. Prat. Méd. Gén., 1993, 7, 13-15.

[6] LECOMTE F., HUMBERT G. : Les traitements courts de l'infection urinaire de l'adulte. Méd. Mal. Infect., 1991, 21, 109-123.

[7] O'GRADY, F. : Single dose treatment of urinary tract infection : a microbiologist's view : in Bailey R.R. (ed) Single-dose therapy of urinary tract infection. 1st ed. ADIS, Health Science Press. Sydney, 1983 : 79-91.

[8] STAMEY T.A. : Recurrent urinary tract infections in female patients : an overview : of management and treatment. REVIEW OF INFECTIOUS DISEASES, 1987, 9, suppl. 2 : S 195 - S 208.

[9] STAPLETON A., LATHAM R.H., JOHNSON C., STAMM W.E. : Postcoïtal antimicrobial prophylaxis for recurrent urinary tract-infection. A randomized double-blind, placebo-controlled trial. JAMA, 1990, 264, 703 - 706.

* Etude en cours d'approbation auprès de la commission d'AMM.

PAPILLES - PAPILLOMES - PAPULOSE ET MALADIE DE BOWEN

M. PELISSE*

Papilles, Papillomes et papulose sont des termes proches qui en fait renvoient à des aspects cliniques, histologiques et étiologiques bien différents. Alors que les papilles vestibulaires sont désormais considérées comme physiologiques, il n'en est pas de même des papillomes viraux et des papuloses qui sont des états pathologiques, secondaires à une infection vulvaire à papilloma-virus (HPV).

PAPILLES VESTIBULAIRES ET PAPILLOMES VIRAUX

Les papilles vestibulaires [1] ont été décrites pour la première fois par Altmeyer [1] en 1981 sous le terme de pseudo-condylomes de la vulve. D'autres termes sont retrouvés dans la littérature en particulier papillomatose épithéliale [2] vulvaire ou papillomatose hirsutoïde de la vulve [3].

Les papilles vestibulaires sont généralement considérées comme physiologiques, variantes anatomiques de la muqueuse vestibulaire et équivalents féminin du "pénis perlé", leur relation avec une infection à papilloma virus humain (HPV) a été longtemps controversée.

Cliniquement les papilles vestibulaires se présentent comme des élevures lisses, "en doigts de gant", de couleur rosée, identique à celle de la muqueuse vestibulaire avoisinante, molles au toucher, de distribution généralement symétrique.

Elles ont chacune une base bien individualisée et ne blanchissent pas après acide acétique, contrairement aux condylomes vestibulaires qui tendent à confluer à leur base et blanchissent après acide acétique à 3 %.

Si certains auteurs considèrent que ces papilles sont parfois en relation avec une infection à HPV (Growdon [3], 2 cas sur 12 cas étudiés et di Paola [4] 1 cas sur 4), il n'en est pas de même pour de nombreux autres auteurs.

Une étude récente et très bien documentée sur 29 cas faite par Moyal-Barraco, Lessana-Leibowitch et Orth [5] montre l'absence d'infection virale dans ces états en fait physiologiques.

Cette étude porte sur 29 patients ayant des papilles vestibulaires versus 25 patients atteints de condylomes vestibulaires.

Dans les 29 cas de papilles vestibulaires d'une part, aucun argument histologique en faveur d'une infection à HPV n'a été retrouvé, d'autre part les recherches du DNA d'HPV

* Service du Pr Escande, CHU Cochin-Tarnier - Paris.

par des techniques d'hybridation moléculaire par Southern blot ne se sont révélées positives que dans 2 cas soit (6,9 %), contrairement au groupe contrôlé des condylomes positifs dans 96 % des cas.

Ce travail montre bien que les papilles vestibulaires se distinguent bien tant cliniquement qu'histologiquement et virologiquement des condylomes. Leur reconnaissance clinique est aisée et leur connaissance devrait pouvoir faire éviter des traitements agressifs inutiles.

PAPULOSE BOWÉNOÏDE ET MALADIE DE BOWEN

Papulose bowénoïde et maladie de Bowen correspondent à des dysplasies sévères étagées de la vulve dans lesquelles le rôle de certains HPV est incriminé. Ces deux entités bien différentes tant par leurs aspects clinique qu'évolutif "ont la même image histologique" :

- désorganisation de l'architecture de l'épithélium qui prend en outre un aspect très basophile, atypies cellulaires étagées sur toute l'épaisseur de l'épithélium avec cellules monstrueuses, cellules binucléées, mitoses anormales. En superficie, dans la couche granuleuse, on retrouve assez fréquemment des cellules claires koïlocytaires, témoins d'une infection à HPV ;
- à cette image histologique relativement stéréotypée, correspondent des aspects cliniques très variés, qui vont de la maladie de Bowen classique connue depuis plus d'un siècle, aux papuloses bowénoïdes reconnues depuis seulement une quinzaine d'années.

a - Papulose bowénoïde

Cette entité signalée d'abord chez l'homme par Lloyd et Wade est actuellement bien connue chez la femme. Elle touche des femmes jeunes (20 à 40 ans) et prend des aspects cliniques très polymorphes.

La symptomatologie fonctionnelle se traduit parfois par un prurit vulvaire, mais bien souvent les lésions sont découvertes fortuitement, à la suite d'un examen gynécologique systématique.

Dans sa forme typique, elle réalise des lésions papuleuses ou planes pigmentées, multicentriques d'un diamètre de 4 à 1 cm. Elles débordent sur le périnée et sur la région périnéale. Mais on relève aussi de nombreux aspects moins évocateurs : papules rosées, placards verrucoïdes grisâtres, lésions pseudo condylomateuses.

Le potentiel malin de ces papuloses bowénoïdes semble actuellement nul, d'où l'intérêt d'un traitement par laser CO_2 qui permet une destruction précise des lésions et qui donne de très bons résultats "cosmétiques".

Il n'en est pas de même de certaines formes intermédiaires entre la maladie de Bowen classique et la papulose bowénoïde qui surviennent autour de la trentaine et entraînent des lésions très complexes en "nappes" envahissant la quasi-totalité de la muqueuse vulvaire et débordant sur le périnée [6]. Il existe parfois ici des zones cliniquement infiltrées ou ulcérées, très suspectes d'une invasion ou d'une micro-invasion et impliquant des biopsies multiples avant une pulvérisation par le laser CO_2. En outre, ces formes profuses n'ont aucune tendance à la régression spontanée comme on peut l'observer dans les véritables papuloses bowénoïdes.

Quel que soit l'aspect clinique, ces dysplasies vulvaires de la femme jeune doivent faire rechercher d'autres atteintes virales du tractus génital (col, vagin), tantôt dysplasiques, tantôt virales bénignes (condylomes acuminés ou plans associés).

Le traitement de ces lésions dysplasiques multicentriques, voire multifocales, est encore mal codifié. Il doit chez les femmes jeunes, être conservateur au maximum. Le recours aux applications de 5Fu (EFUDIX), doit toujours être tenté, mais il est souvent mal toléré et ne donne de bons résultats que dans environ 1/4 des cas. En fonction de l'étendue des lésions, de leur localisation, on pourra dans un deuxième temps avoir recours soit à une chirurgie non mutilante, soit à un traitement par laser CO_2.

b - Maladie de Bowen "classique"

Elle atteint surtout la femme ménopausée, se manifeste généralement par un prurit vulvaire localisé ou par des brûlures ou des fissures.

Les lésions cliniques sont ici uni ou pauci-focales : placard leucoplasique à surface rugueuse, à bords nets, lésions érythro-leucoplasiques à contours parfois polylobés, taches érythroplasiques pures, dites velvétiques.

La localisation la plus fréquente est la région vulvaire postérieure. L'examen sous acide acétique à 2 ou 3 % en solution aqueuse permet de mieux visualiser la ou les lésions et de mieux délimiter leurs contours.

Au fil des mois et des années, la maladie de Bowen s'étend peu à peu en superficie, mais elle peut aussi s'étendre en profondeur et devenir invasive. Ce potentiel invasif est encore mal évalué de l'ordre de 10 à 30 % selon les données de la littérature [7]. D'où l'intérêt d'un choix thérapeutique permettant de rechercher histologiquement une micro-invasion voire une invasion franche.

Le meilleur choix thérapeutique est donc l'éxérèse simple de la (ou des) lésions.

Un suivi régulier s'impose afin de dépister d'éventuelles récidives. ●

BIBLIOGRAPHIE

[1] ALTEMEYER P., CHILF G.N., HOLZMAN H. : Pseudokondylome der vulva, Geburtshilfe Frauenheilkd., 1981 ; 41 : 783-786.

[2] KOHDA H., LLINO Y., FUKUDA H. : Hirsutoid papillomas of vulvae. Dermatolog., 1986 ; 13 : 154-156.

[3] GROWDON W.A., FU Y.S., LEBHORZ T.B., RAPKIN A., MASON G.D., PARKS G. : Pruritic vulvar squamous papillomatosis : evidence for human papillomavirus infection. Obstet. Gynecol., 1985 ; 66 : 564-568.

[4] DI PAOLA, RUEDA N.G. : Deceptive vulvar papillomavirus infection : a possible explanation for certain cases of vulvodynie. Reprod. Med. 1986 ; 81 : 966-970.

[5] MOYAL-BARRACO M., LEIBOWITCH M., ORTH G. : Vestibular papillae of the vulva. Arch. Dermatol. Vol. 126, 1990 ; 1594-1598.

[6] HEWITT J., PELISSE M., PANIEL B.J. (eds) : Maladies de la vulve. Medsi/Mc Graw Hill, 1987, pp. 80-96.

[7] LEIBOWITCH M., NEILL S., PELISSE M., MOYAL-BARRACO M. : The epithelial changes associated with squamous cell carcinoma of the vulva : a review of the clinical, histological and viral findings in 78 women. - Brit. J. Obstet. Gynecol., 1990, vol. 97, pp. 1135-1139.

PROGRÈS RÉCENTS CONCERNANT LES MASTOPATHIES À RISQUE

P. ROGER * et H. ROCHEFORT*

INTRODUCTION

Le cancer du sein est en Europe occidentale et en particulier en France, la première cause de mortalité par cancer chez la femme (3,5 % de la mortalité féminine). Il touche des femmes jeunes et conduit à des mutilations. Sa fréquence augmente progressivement (1 femme sur 11 aura un cancer du sein ; 1 sur 5 une mastopathie), sa mortalité continue à augmenter et ses causes restent inconnues, c'est donc un problème important de Santé Publique. La mortalité par cancer du sein est due aux métastases, et le moyen de diminuer cette mortalité est le dépistage précoce des petites tumeurs et des lésions précancéreuses qui peuvent ainsi bénéficier d'un traitement préventif. La pratique croissante en France du dépistage systématique par mammographie et l'auto-surveillance des patientes entraîne que les tumeurs diagnostiquées sont de plus en plus petites. C'est ainsi que le médecin est confronté à un nombre croissant de lésions frontières et potentiellement précancéreuses englobées sous le terme de "mastopathie bénigne à risque" et pour lesquelles les attitudes thérapeutique et préventive devraient dépendre à terme de la nature des gènes impliqués.

A ce jour, les critères de risque sont anatomo-pathologiques et génétiques.

A - Critères anatomo-pathologiques

Le haut degré d'hétérogénéité histologique des mastopathies bénignes correspond à de grandes variations dans le risque de cancer du sein ultérieur [1]. Ainsi D.L. Page et W.D. Dupont ont isolé plusieurs groupes de risque relatif de survenue d'un carcinome basé sur l'examen histologique [2].

En résumé, ce sont les hyperplasies (canalaire ou lobulaire) avec atypie qui présentent le risque le plus élevé de cancer du sein (x 4 à 5). De plus, ce risque est majoré par la présence de calcifications (x 6,5), et par la coexistence d'antécédents familiaux de cancer du sein (8 à 10 x) ce qui place les hyperplasies avec atypies dans le même intervalle de risque que celui des carcinomes *in situ*.

Mais ce type de lésion est rare (environ 3 % des mastopathies bénignes) alors que plus de 10 % des femmes ayant une mastopathie bénigne feront un cancer du sein. Enfin, le diagnostic d'hyperplasie atypique est difficile. Il n'y a en effet pas de critère histologique spé-

* Laboratoire de Biologie Cellulaire et Hormonale, Faculté de Médecine, Unité 148 de l'INSERM, 60, rue de Navacelles, 34090 Montpellier, France. Tél. : 67 04 37 60 - Fax 67 54 05 98.

cifique et le diagnostic est porté après exclusion du carcinome *in situ* et de l'hyperplasie simple. Des critères moléculaires objectifs associés à ces lésions à risque, seraient donc d'un grand intérêt.

B - Critères génétiques

Le risque du cancer est multiplié par 3 chez les parentes au premier degré d'une femme ayant un cancer du sein.

La notion de prédisposition familiale de cancer du sein rend vraisemblable la préexistence d'anomalies génétiques ou moléculaires à l'apparition du cancer du sein. Elles ne sont pas toujours associées à des signes histologiques de risque et leur typage est encore inconnu. Ce risque est surtout élevé chez la femme jeune et diminue progressivement avec l'âge pour devenir négligeable à la ménopause. Ce risque familial est associé dans la moitié des cas à un gène, le BrCal gène qui est localisé sur le chromosome 17 (17q 21) [3]. Ce gène n'est pas encore identifié mais devrait l'être dans les prochaines années.

DÉPISTAGE MOLÉCULAIRE DE LÉSIONS PRÉCANCÉREUSES DANS LES MASTOPATHIES BÉNIGNES

La cancérogenèse est un processus multi-étapes, chaque étape correspondant à une altération génétique [4]. Il ne semble pas exister d'ordre d'apparition de ces altérations, mais l'accumulation de ces altérations correspond à un stade tardif. Les connaissances actuelles concernant la cancérogenèse mammaire humaine portent essentiellement sur les étapes tardives, le modèle du cancer colique étant plus avancé que celui du cancer du sein (figure 1). A l'heure actuelle, il y a peu d'études de l'expression des gènes impliqués dans les étapes précoces de la cancérogenèse mammaire. Cependant, la méthodologie est disponible et certains gènes candidats ont été proposés au cours d'études pilotes initiées en particulier à

Fig. 1 - La cancérogenèse : un processus multi-étapes et multigénique

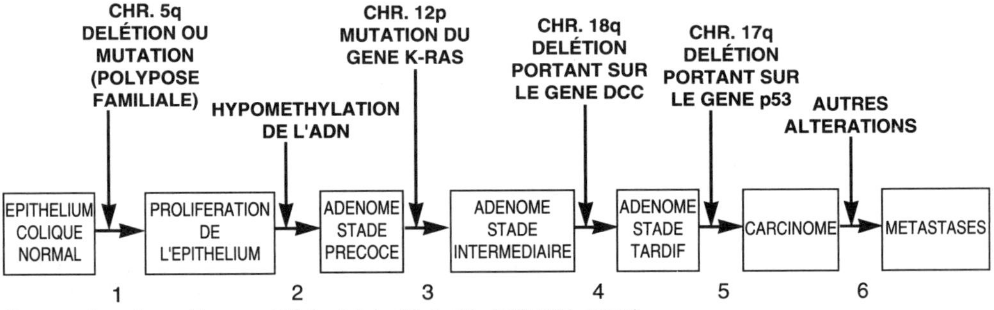

Cancer du colon : Fearon et Volgelstein (Cell, 61 : 759-767, 1990).

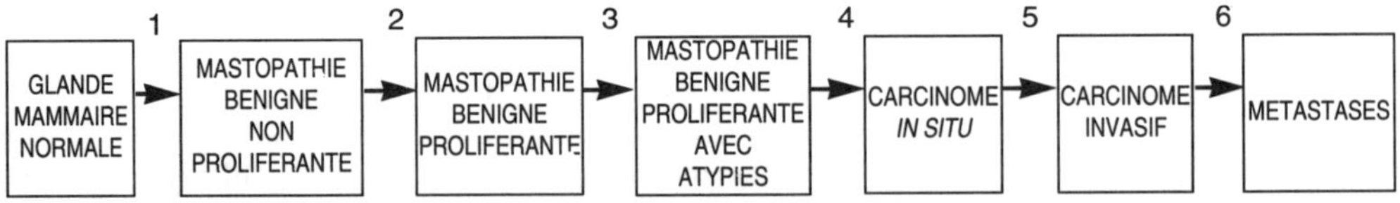

Cancer du sein : les altérations moléculaires correspondant aux étapes 1 à 6 sont inconnues, mais plusieurs marqueurs potentiels de risque sont en cours d'étude et devraient améliorer notre compréhension des mécanismes de la cancérogenèse mammaire.

Montpellier. Il n'existe cependant pas d'étude avec suivi clinique, démontrant la valeur prédictive des gènes proposés et le nombre d'échantillons analysés était faible.

A - Approche méthodologique

A l'inverse des cancers du sein qui présentent des caractéristiques morphologiques relativement uniformes, les mastopathies bénignes sont très hétérogènes. Ainsi une mastopathie bénigne est formée par la juxtaposition de lésions élémentaires (proliférantes, non proliférantes, kystes...). Cette hétérogénéité rend nécessaire l'emploi de techniques d'étude à l'échelon moléculaire sur coupe de tissu biopsié, soit après extraction ou mieux *in situ*. Ainsi les altérations peuvent être détectées et quantifiées au sein d'une lésion élémentaire à 3 niveaux différents : protéine, ARNm, ADN. Trois techniques principales sont utilisables :

1. L'immunohistochimie : cette méthode permet de reconnaître sur coupe histologique de tissu une protéine donnée à l'aide d'anticorps polyclonaux ou monoclonaux, grâce à une réaction enzymatique histochimique (en général la peroxydase). Le marquage obtenu permet de localiser et de doser (quantification immunohistochimique) une protéine dans un tissu ou une population cellulaire [5]. Une fois définies les conditions de fixation préservant l'antigène étudié, cette technique a l'avantage d'être applicable sur coupes de prélèvements inclus en paraffine. Ce matériel permet de préciser la morphologie des tissus et de typer les lésions élémentaires étudiées beaucoup mieux que sur tissus congelés ;

2. HIS : l'hybridation *in situ* consiste à reconnaître sur matériel histologique, une séquence d'acide nucléique donnée (ADN ou ARN) en utilisant comme sonde une séquence de bases complémentaires. Cette technique permet, en relation avec une analyse morphologique, l'identification, la localisation et la quantification d'une séquence d'acides nucléiques (en général d'ARNm) au sein d'un tissu ou d'une population cellulaire [6] ;

3. PCR : Polymerase Chain Reaction [7] : cette technique permet l'amplification élective d'une séquence d'ADN double brin grâce à l'action répétée d'une ADN polymérase thermo-résistante. L'ADN amplifié constitue ainsi une cible pure directement accessible à différents procédés d'analyse. Les ARN messagers peuvent aussi être amplifiées par cette méthode après action de la transcriptase reverse (RT). Cette technique (RT-PCR) peut être effectuée directement sur coupe de tissu permettant de localiser les cellules exprimant le gène considéré.

B - Marqueurs moléculaires

A l'échelon moléculaire, les altérations dans les mastopathies à risque peuvent être schématiquement classées en 4 catégories : mutation ou délétion portant sur des anti-oncogènes, amplification et/ou hyperexpression d'oncogènes, hyperexpression de protéases et hyperexpression de récepteurs de facteurs de croissance. Les progrès les plus récents ont été apportés par l'étude de certaines protéines hormono-induites et certains oncogènes :

1. Marqueurs régulés par les œstrogènes

1.1. La cathepsine D : la cathepsine D (cath-D) est une aspartyl protéase lysosomiale ubiquitaire. Sa production est élevée dans les cancers du sein de mauvais pronostic et, *in vitro*, la pro-cathepsine D (52 K) est une protéine anormalement sécrétée par les cellules mammaires tumorales. Sa synthèse est régulée par les œstrogènes et les facteurs de croissance dans le cancer du sein. Des études rétrospectives (dosage immunométrique et études immunohistochimiques) ont montré qu'elle était effectivement un marqueur prédictif de l'apparition de métastases. La cath-D est aussi augmentée dans certaines mastopathies bénignes : épithélium et liquide de kyste mais aussi hyperplasies canalaires. La seule étude effectuée par immunohistochimie a montré que les fibroadénomes et lésions d'adénose étaient la plupart négatifs. Par contre certains kystes et toutes les lésions d'hyperplasie canalaire étaient positifs [8].

1.2. Myc- et c-erb B2 : MYC est un oncogène dont l'expression est régulée *in vitro* par les œstrogènes. Il est parfois amplifié dans les cancers du sein. Cette amplification est généralement responsable d'une hyperexpression. L'expression du MYC est détectée par HIS dans plusieurs types de mastopathies bénignes (mastopathies fibrokystiques, fibroadénomes, hyperplasies canalaires atypiques et papillomes). Le niveau d'expression est hétérogène suivant les lésions et varie en fonction du cycle. Il est significativement plus élevé en phase folliculaire qu'en phase lutéale, indiquant une régulation hormonale *in vivo*. Il est plus élevé dans les hyperplasies atypiques en phase folliculaire que dans les autres lésions. Surtout il est significativement augmenté chez les patientes ayant des antécédents au premier degré de cancer du sein [9]. Dans cette étude, l'oncogène c-erb B2 n'était corrélé à aucun facteur de risque classique [9]. Cependant cet oncogène membranaire est hyperexprimé dans les cancers *in situ* de type comédo carcinome à grandes cellules qui sont de pronostic plus réservé [10] et son hyperexpression dans ce type de cancer est plus fréquente (60 %) que dans les cancers invasifs correspondants.

1.3. pS2 : Cette protéine est présente dans les cancers du sein hormono-dépendants. Elle a également été décrite dans certaines mastopathies bénignes [11] et dans le tissu mammaire péri tumoral.

2. Marqueurs régulés par la progestérone

L'acide gras synthétase (FAS) est une des protéines connues comme étant spécifiquement induite par les progestatifs (*in vitro*) dans les cellules cancéreuses mammaires. Son niveau d'expression déterminé par HIS et immunohistochimie est hétérogène dans les mastopathies bénignes. Il est élevé dans l'épithélium de certains kystes (en particulier apocrines) et dans les hyperplasies lobulaires [12]. L'enzyme 17 ß hydroxystéroïde deshydrogénase, également induite par la progestérone activerait l'œstrone en œstradiol. Son gène est localisé dans la région 17q 21 correspondant au BrCa. L'expression de ces marqueurs est normalement régulée en fonction du cycle menstruel.

3. Récepteurs stéroïdiens

Les études épidémiologiques, expérimentales et thérapeutiques indiquent le rôle promoteur indiscutable des hormones sexuelles et en particulier des œstrogènes. La cause de l'hyperexpression précoce de certains gènes normalement induite par les œstrogènes (cath-D, myc...) ou par les progestatifs (AG synthétase) peut être recherchée au niveau des récepteurs eux-mêmes. En effet, dans les mastopathies bénignes proliférantes, particulièrement dans les hyperplasies avec atypies, les taux de récepteurs des œstrogènes et de récepteurs de la progestérone sont augmentés dans les cellules épithéliales, alors que dans les lésions non proliférantes les récepteurs sont souvent négatifs [13]. Ainsi une dysrégulation de ces récepteurs pourrait être responsable d'une hyperœstrogénie localisée favorisant l'expression d'oncogènes ou de protéases régulée par ces hormones.

4. Autres marqueurs

Par ailleurs, des modifications précoces intéressant des antioncogènes ou gènes suppresseurs de tumeur ont été décrits. En particulier l'anti-oncogène p53 est muté dans 13 à 50 % des cancers du sein mais semble être un événement tardif en cancérogenèse mammaire.

CONCLUSIONS ET PERSPECTIVES

Des progrès considérables ont été apportés par la biologie moléculaire et cellulaire dans la compréhension des étapes précoces de la cancérogenèse mammaire. En particulier la nature des oncogènes, antioncogènes et protéases impliqués commence à être précisée. Des sondes génétiques et immunologiques sont développées et des études pilotes commencent à établir des corrélations entre les risques histologiques ou génétiques et le risque moléculaire. La définition de marqueurs moléculaires de lésions précancéreuses devrait permettre dans les prochaines années :

a) D'aider le pathologiste à classer objectivement les lésions observées en fonction de leur risque morphologique et moléculaire ;
b) De contribuer à la compréhension physiopathogénique des étapes précoces de la cancérogenèse mammaire ;
c) De faciliter la prévention des cancers du sein en définissant de façon objective les lésions qui pourront bénéficier d'un traitement préventif et le type de traitement à appliquer.

Ce dernier point est particulièrement d'actualité. En effet, plusieurs essais cliniques randomisés sont en cours dans certains pays anglo-saxons pour tester l'efficacité des antiœstrogènes à titre préventif ainsi que leur innocuité. Le bénéfice immédiat de la connaissance de ces marqueurs pourrait être une meilleure définition des malades à risque qui devraient bénéficier d'une thérapie préventive. Certains de ces traitements tels que les antiœstrogènes peuvent ne pas être dépourvus d'inconvénients, et il sera particulièrement important de peser avec précision le risque de cancer avant de se lancer dans une attitude de prévention active et prolongée. Dans un 2e temps, on peut également prévoir que le type de prévention puisse varier selon le type de marqueurs moléculaires exprimés. C'est ainsi que des lésions associées à des marqueurs moléculaires d'hyperœstrogénie pourraient bénéficier d'un traitement antiœstrogénique, alors que des lésions dépourvues de récepteurs des œstrogènes mais avec amplification de l'oncogène c-Erb-B2, nécessiteraient une prévention différente. A plus long terme, on peut envisager de développer des traitements préventifs "à la carte" par exemple, neutralisation de l'activité de produits d'oncogènes dominants (par vaccination ou thérapie génique, par exemple), ou addition d'un antioncogène manquant. Ces retombées thérapeutiques sont envisageables mais nécessiteront à la fois une meilleure définition des gènes importants impliqués dans les étapes initiales de la cancérogenèse mammaire et un transfert rapide des études de laboratoire vers la recherche clinique puis la pratique médicale. ●

REMERCIEMENTS

Ce travail a été soutenu par l'Institut National de la Santé et de la Recherche Médicale, la Faculté de Médecine de Montpellier et la Caisse Nationale d'Assurance Maladie des Travailleurs Salariés.

RÉFÉRENCES

[1] DUPONT W.D., PAGE D.L. : Risk factors for breast cancer in women with proliferative breast disease. New England J. Medicine, 312 : 146-151, 1985.
[2] PAGE D.L., DUPONT W.D. : Anatomic markers of human premalignancy and risk of breast cancer. Cancer, 6 : 1326-1335, 1990.
[3] KING M.C. : Eleventh Cold Spring Harbor Conference on Cancer Cells, "Genetics and Molecular Biology of Breast Cancer. (Cold Spring Harbor Laboratory, NY, USA) September 2-6, 1992. Breast cancer genes : how many, where and who are they ? Nature Genetics 2 : 89-90, 1992.

[4] FEARON E.R., VOLGELSTEIN B. : A genetic model for colorectal tumorigenesis. Cell, 61 : 759-767, 1990.

[5] ROGER P., MAUDELONDE T., MONTCOURRIER P., BROUILLET J.P., PAGES A., LAFFARGUE F., ROCHEFORT H. : Cathepsin D immunostaining in paraffin-embedded breast cancer cells and macrophages-correlation with cytosolic assay. Soumis pour publication.

[6] ESCOT C., LE ROY X., CHALBOS D., JOYEUX C., SIMONSEN E., DAURES J.P., SOUSSALINE F., ROCHEFORT H. : Computer-aided quantification of RNA levels detected by in situ hybridization of tissue sections. An. Cell. Pathol. 3 : 215-224, 1991.

[7] SAIKI R.K., GELFAND D.H., STOFFEL S., SCHARF S.J., HIGUCHI R., HORN G.T., MULLIS K.B., ERLICH H.A. : Primer-directed enzymatic amplification of DNA with a thermostable DNA polymerase. Science, 239 : 487-491, 1988.

[8] GARCIA M., SALAZAR-RETANA G., PAGES A., RICHER G., DOMERGUE J., PAGES A.M., CAVALIE G., MARTIN J.M., LAMARQUE J.L., PAU B., PUJOL H., ROCHEFORT H. : Distribution of the Mr 52,000 estrogen-regulated protein in benign breast diseases and other tissues by immunohistochemistry. Cancer Res., 46 : 3734-3738, 1986.

[9] ESCOT C., SIMONY-LAFONTAINE J., MAUDELONDE T., PUECH C., PUJOL H., ROCHEFORT H. : Potential value of increased MYC but not ERB B2 RNA levels as a marker of high-risk mastopathies. Oncogene, 8 : 969-974, 1993.

[10] RAMACHANDRA S., MACHIN L., ASHLEY S., MONAGHAN P., GUSTERSON B.A. : Immunohistochemical distribution of c-erbB-2 in situ breast carcinoma-A detailed morphological analysis. J. Pathol., 161 : 7-14, 1990.

[11] PREDINE J., SPYRATOS F., PRUD'HOMME J.F., ANDRIEU C., HACENE K., PALLUD C., MILGROM E. : Enzyme-linked immunosorbent assay of pS2 in breast cancers, benign tumors, and normal breast tissues. Cancer, 69 : 2123-2116, 1992.

[12] CHALBOS D., ESCOT C., JOYEUX C., TISSOT-CARAYON M.J., PAGES A., ROCHEFORT H. : Expression of the progestin-induced fatty acid synthetase in benign mastopathies and breast cancer as measured by RNA in situ hybridization. J. Nat. Cancer Inst., 82 : 602-606, 1990.

[13] TOTH J., de SOMBRE E.R., GREENE G.L. : Immunohistochemical analysis of estrogen and progesterone receptors in benign breast diseases. Zentralbl Pathol ; 137(3) : 227-232, 1991.

LES STIMULATIONS OVARIENNES ACCROISSENT-ELLES LE RISQUE DE CANCER OVARIEN ?

P. LOPES* et A. MENSIER

Les traitements stimulant l'ovulation constituent un progrès considérable dans le traitement des stérilités hypothalamo-hypophyso-ovariennes et pour les techniques de Procréation Médicalement Assistée (PMA).

Comme toute thérapeutique active, certains inconvénients voire complications sont à craindre.

Les risques à court terme sont plus faciles à évaluer car proches du traitement inducteur. Ce sont le syndrome d'hyperstimulation ovarienne, les grossesses multiples, les grossesses extra-utérines et les complications infectieuses liées aux ponctions ovariennes.

Les risques à long terme ne sont pour l'instant pas démontrés.

Certaines stimulations répétées pourraient exposer selon le terrain aux risques de l'hyperœstrogénie : mastopathie bénigne, fibroléiomyome, hypertrophie, hyperplasie, polypes, cancers endométriaux, endométriose, aux troubles du cycle et à la prise de poids excessive. L'augmentation du risque de cancer du sein n'a jamais été prouvée.

Tous ces risques sont le plus souvent supposés car difficiles à évaluer, d'autres doivent également être évoqués : le risque de kystes ovariens, le risque de ménopause précoce, et le risque de cancer de l'ovaire.

C'est ce dernier risque qui fait l'objet du plus d'attention compte tenu des difficultés diagnostiques et des risques vitaux qu'il engendre.

1. LES FAITS

L'observation chez une patiente de 37 ans, suivie pour infécondité de 10 ans et ayant subi de nombreux traitements inducteurs de l'ovulation, de la survenue d'une tumeur séreuse à faible potentiel malin des ovaires droit et gauche et endosalpingiose ganglionnaire nous a fait poser le problème de la relation des traitements reçus et de la pathologie ovarienne [22, 23, 24]. Depuis 10 ans, 13 observations ont été publiées dans la littérature internationale (cf. tableau I) et à la suite de l'enquête que nous avons effectuée dans les centres de PMA français sur 19 observations rapportées, 13 cas de cancers de l'ovaire ont pu être authentifiés (tableau II).

Depuis cette enquête, 3 nouveaux cas nous ont été rapportés.

* Service de Gynécologie-Obstétrique A, Hôpital Femmes-Enfants, CHU de Nantes - 44035 Nantes Cedex.

TABLEAU I

Cas publiés dans la littérature internationale.
Les délais sont exprimés en mois. DDI : délai dernière induction.
Les ? correspondent à des données non spécifiées avec certitude.
Un adénocarcinome utérin était associé à la tumeur ovarienne dans l'observation 1.
Une grossesse a été obtenue lors du dernier cycle de stimulation pour les observations 6, 8, 9 et 10.

Année	Age	Infécondité : type nature durée	Délai	Stimulation	FIV	Histologie	Auteurs
1 1982	32	primaire ovarienne ?	0	? CC-hCG 11 HMG, hCG	non	carninome endométrioïde	BAMFORD
2 1982	26	primaire ? > 2 ans	0	? CC 1 CC-hCG	non	cystadénome séro-papillaire border-line	ATLAS
3 1986	25	primaire tubaire 72	0	3 CC, HMG, hCG	oui	carcinome papillaire séreux	CARTER
4 1986	27	primaire anovulation ?	0	12 ? CC hCG bromocriptine	non	cystadénome séro-papillaire border-line	BEN-HUR
5 1986	22	primaire anovulation ?	0	3 CC	non	carcinome papillaire séreux	BEN-HUR
6 1989	37	secondaire tubaire 120	36	3 HMH-hCG	oui	adénocarcinome endométrioïde	LOPES
7 1989	27	? anovulation 30	96	8? CC	non	carcinome papillaire séreux	KULKARNI
8 1991	34	? endométriose ?	0	>6 CC, HMG	?	carcinome papillaire séreux	DIETL
9 1992	32	primaire ? ?	9?	2 HMG	oui	cystadénome séro-papillaire border-line	GOLDBERG
10 1992	25	primaire ? 30	5	3 HMG	oui	cystadénome séro-papillaire border-line	GOLDBERG
11 1992	28	primaire ? ?	0	2 HMG	?	cystadénome séro-papillaire border-line	GOLDBERG
12 1992	38	primaire tubaire ?	0	2 aGnRH HMG, hCG	oui	cystadénome séro-papillaire border-line	NIJMAN
13 1992	36	secondaire tubaire ?	0	4 aGnRH, HMG hCG	oui	cystadénome séro-papillaire border-line	NIJMAN

TABLEAU II

Cas français. Les délais sont exprimés en mois.
Les ? correspondent à des données non précisées ou non spécifiées avec certitude.

Année	Age	Infécondité : type nature durée	Délai	Stimulation	FIV	Histologie
1 1989	39	primaire tubaire 36	2	4 HMG-hCG	oui	tumeur borderline bilatérale
2 1991	36	primaire inexpliquée 180	4	2 CC-HMG 5 AGnRH-HMG	oui	carcinome indifférencié
3 1990	36	primaire endométriose 120	60	8 CC-HMG-hCC	oui	tumeur séreuse borderline
4 1991	37	primaire ? 48	48	?	?	tumeur borderline
5 1992	36	primaire tubaire 120	2	>20 HMG- A GnRH-hCG	oui	adénocarcinome séreux
6 1991	34	primaire inexpliquée 60	3	>10 CC-HMG hCG-A GnRH	oui	adénocarcinome à cellules claires
7 1986	36	primaire endométriose 72	36	6 CC-HMG	non	adénocarcinome à cellules claires
8 1988	35	primaire inexpliquée 96	12	1 CC	non	adénocarcinome endométrioïde
9 1992	39	primaire masculine 60	3	8 CC-HMG-hCG	non	adénocarcinome endométrioïde
10 1992	41	secondaire tubaire 92	60	4 CC-HMG-hCG	oui	cystadénome séreux borderline
11 1986	34	secondaire tubaire 40	?	4 CC-HMG-hCG	oui	cystadénome séreux borderline
12 1989	37	secondaire tubaire 120	36	3 HMG-hCG	oui	carcinome endométrioïde
13 1980	34	primaire ? 24	?	6 ?	non	cystadénome séreux borderline

Remarques : cas n° 4 : lors du bilan pré-FIV, découverte cœlioscopique d'un ovaire gauche augmenté de volume. Les biopsies sont négatives.

cas n° 5 : patiente décédée.

cas n° 8 : association à un adénocarcinome de l'endomètre.

cas n° 9 : kyste de l'ovaire droit opéré en 1980 (ovaire contro-latéral).

cas n° 12 : antécédents de 2 tumeurs ovarienne borderline.

L'âge des femmes est de 36 ± 1 ans (m±SD) avec des extrêmes de 34 à 41 ans. La médiane est de 36 ans. L'infécondité est primaire pour 10 femmes.

L'origine de l'infécondité est précisée dans le tableau III.

La durée d'infécondité moyenne est de 83±15 mois. Les extrêmes sont de 24 à 180 mois et la valeur médiane est de 76 mois.

Les stimulations ont comporté pour les 11 observations où elles sont précisées le plus souvent une association citrate de clomiphène, HMG et HCG. Une fécondation *in vitro* a été réalisée 8 fois.

Le nombre moyen de cycles est de 6 ± 1,3. Les valeurs extrêmes vont de 1 à plus de 20 cycles avec une médiane de 5 cycles.

Le délai moyen entre la découverte du cancer de l'ovaire et la dernière induction est de 24 ± 6 mois. Les valeurs extrêmes vont de 1 à 60 mois avec une médiane de 8 mois.

Les données histologiques des cancers opérés sont inscrites dans le tableau III.

TABLEAU III

Caractéristiques des patientes issues des centres français de PMA.

	Moyenne ± SD (extrême)	**Médiane**
Age	36 ± 1 (34-41)	36
Durée infécondité (mois)	83 ± 15 (24-180)	76
Nombre de cycles	6 ± 1,3 (1-20)	5
Délai de découverte (mois)	24 ± 6 (1-60)	8
Nature de l'infécondité	tubaire	5
	inexpliquée	3
	endométriose	2
	masculine	1

L'imputabilité du traitement stimulant ou de la technique de PMA a été demandée aux responsables des centres de PMA nous ayant envoyé les cas cliniques. Aucune réponse précise n'étant mentionnée, nous l'avons recherchée sur des critères subjectifs tels que :

- le nombre de cycles d'induction ;
- le délai début d'induction-découverte du cancer de l'ovaire.

Nous avons défini arbitrairement 4 classes :

1 : imputabilité très incertaine ;
2 : imputabilité incertaine ;
3 : imputabilité possible ;
4 : imputabilité probable.

On remarque que seules 2 observations pourraient être classées en imputabilité probable et 5 observations en possible. Il y a 3 incertaines et 3 très improbables. Il est donc très difficile, à partir des observations rapportées, de conclure sur les liens de causalité.

Début 1993, une série de 4 publications issue de travaux épidémiologiques [15, 35, 36, 37] a montré qu'il existait un risque statistiquement significatif d'accroitre l'incidence du cancer de l'ovaire chez les femmes ayant reçu un traitement médical pour la stérilité (tableaux IV et V). Le RR est de 27 pour les nullipares ayant été traitées médicalement pour stérilité. Ces publications ont fait fort justement l'objet de critiques car elles étaient rétrospectives, ne s'adressaient qu'à trois études dont les données ont été groupées et les calculs refaits. Les traitements n'étaient pas précisés et de plus la population exposée était du fait de la nulliparité à risque de cancer de l'ovaire.

TABLEAU IV
Risques de cancers de l'ovaire invasifs selon l'étude de Whittemore (1992). Les traitements de la stérilité augmentent le risque : OR = 2,8 (1,3-6-1).

histoire infécon.	Nullipares			Grossesses antérieures			Toutes les femmes		
	CAS	Témoins	OR	cas	Témoins	OR	cas	Témoins	OR
Non	54 (61 %)	78 (77 %)	1,0	472 (88 %)	888 (89 %)	1,0	526 (85 %)	966 (88 %)	1,0
Femmes Infécondes : Utilisation ou non de traitements médicaux de la stérilité									
Non	22 (25 %)	22 (22 %)	1,6 (0,74-3,3)	54 (10 %)	102 (10 %)	0,84 (0,58-1,2)	76 (12 %)	124 (11 %)	0,91 (0,66-1,3)
Oui	12 (14 %)	1 (1 %)	27* (2,3-315)	8 (2 %)	10 (1 %)	1,4 (0,52-3,6)	20 (3 %)	11 (2 %)	2,8* (1,3-6,1)
Total	34 (39 %)	23 (23 %)	2,1 (1,0-4,2)	62 (11 %)	112 (11 %)	0,86 (0,61-1,2)	96 (15 %)	135 (12 %)	1,0

TABLEAU V
Risques de cancer de l'ovaire Borderline selon l'étude de Harris (1992).

	CAS nbre-(%)	Témoins N-(%)	OR (95 % IC)
Pas d'infécondité	69 (78 %)	657 (87 %)	1,0
Infécondité	43 (19 %)	370 (12 %)	1,9 (1,3-3,7)
Infécondité sans tt	15 (17 %)	86 (11 %)	1,6 (0,83-3,1)
Infécondité avec tt	4 (5 %)	9 (1 %)	4,0 (1,1-13,9)

Plus récemment, 12 cas de tumeur de la granulosa après CC ou/et HMG ont été rapportés par Willemsen [38]. L'incidence des tumeurs de la granulosa est très faible : 0,05 à 1,7/100 000 femmes et constitue 1,6 à 3 % de l'ensemble des tumeurs ovariennes et 10 % de tous les carcinomes ovariens. Les auteurs évoquent le rôle des gonadotrophines (FSH) et des œstrogènes. Il ne semble pas y avoir de lien causal prouvé. A la lecture des observations, on se pose la question de savoir si la tumeur de la granulosa ne préexistait pas au traitement stimulant l'ovulation. Des grossesses ont été obtenues après exérèse de la tumeur.

Compte tenu de l'importance de ce problème, il semble utile de reprendre les différents arguments permettant l'analyse critique des faits.

2. LES HYPOTHÈSES

Quels sont les facteurs de la cancérogenèse ovarienne que l'on peut trouver en stimulation de l'ovulation ?

L'incidence du cancer de l'ovaire est de 14,1 / 100 000 en France. 26 000 nouveaux cas sont recensés en Europe par an.

Le cancer de l'ovaire est responsable de 12 500 décès par an aux Etats-Unis [16]. La courbe de son incidence en fonction de l'âge [1] est biphasique. Son incidence croît régulièrement avant la ménopause puis, ensuite, elle augmente plus rapidement pour atteindre un maximum vers soixante-dix ans. L'évolution de cette courbe a fait évoquer un rôle stimulant des gonadotrophines hypophysaires. Le taux de cancer de l'ovaire est resté relativement stable au cours de ces vingt dernières années mais son taux de mortalité a doublé.

Différents facteurs étiologiques favorisants ont été évoqués :

1. Facteurs génétiques et facteurs de croissance

Des cancers intrafamiliaux de cancer de l'ovaire ont été décrits dès 1969, [21]. Ces cas familiaux permettent de suspecter un facteur génétique prédisposant. Le syndrome de Lynch II comporte la survenue de cancers "sphère spécifique" : ovaire, sein, utérus, colon.

Borresen en 1992 [4] a fait le point sur les anomalies chromosomiques, géniques et le cancer de l'ovaire. Leary [20] en analysant l'ADN de carcinome ovarien, révèle la perte d'hétérozygotie pour les chromosomes 3p (38 %), 6q (23 %), 11p (33 %), 17p (82 %) et 17q (62 %).

Les facteurs cancérogènes peuvent stimuler la production d'oncogènes ou toucher par mutation des anti-oncogènes comme la protéine p53. La délétion de gènes anti-oncogènes est une réalité : perte d'allèles sur le bras long du chromosome 17 [26] et perte d'allèles sur le bras court du chromosome 11 [25].

Après ovulation, le processus de cicatrisation de la corticale ovarienne entraîne une multiplication cellulaire. Si la population cellulaire intéressée est l'objet d'une délétion, la transformation des cellules en cellules cancéreuses peut se faire. L'augmentation de la probabilité de toucher une telle lignée cellulaire peut augmenter avec le nombre d'ovulations.

L'EGF, le FGF et l'IGF-l apparaissent être mitogéniques pour certaines lignées cancéreuses épithéliales [39, 40].

Le récepteur à EGF est mis en évidence dans l'épithélium et le stroma ovarien normal. Il est retrouvé dans plus des 2/3 des cancers ovariens. Un pronostic défavorable serait associé à un taux élevé de récepteurs à EGF [3].

L'*HER-2/neu* est surexprimé dans 1/3 des cancers ovariens et son hyperexpression est corrélée avec un mauvais pronostic.

Plusieurs protéines G sont activées dans certains cancers. Les plus connues sont la famille d'oncogènes ras (*N-ras, Ki-ras, H-ras*). Il a été démontré que *Ki-ras* était amplifié dans 5 à 10 % des cancers épithéliaux ovariens.

L'amplification du *c-myc* oncogène a été rapportée dans 33 % des lignées cellulaires cancéreuses ovariennes étudiées [2].

Il faut se poser la question de savoir si les traitements inducteurs peuvent favoriser la stimulation de ces facteurs de croissance impliqués dans la cancérogenèse [12].

2. Les facteurs hormonaux

Les traitements stimulant l'ovulation font très souvent décupler le taux d'estradiol.

a) L'action des hormones stéroïdiennes sur les oncogènes, sur les facteurs de croissance et sur la multiplication des cellules tumorales peut faire craindre un rôle d'initiation ou de promotion du cancer [10].

Les hormones stéroïdiennes (androgène, œstrogène, progestérone et glucocorticoïde) jouent un rôle dans la régulation de la croissance de l'épithélium ovarien de surface. Chez l'animal, il a été décrit un effet œstrogénique positif sur l'index mitotique de l'épithélium de surface ovarien (souris) (Stein).

Une hormone stéroïdienne a trois modes d'action possibles : la voie endocrine, paracrine et autocrine. Les stéroïdes du liquide folliculaire peuvent atteindre leurs cellules cibles par la voie paracrine, lors de l'ovulation. Par ailleurs, l'invagination épithéliale sous corticale lors du processus de cicatrisation qui suit l'ovulation peut placer ces cellules proches du compartiment cellulaire stéroïdogénique du stroma. La voie autocrine peut également être en jeu en raison de la stéroïdogenèse des cellules néoplasiques.

Le rôle des facteurs hormonaux est complexe et des travaux récents ont démontré l'effet inhibiteur de l'estradiol sur des cultures de cellules néoplasiques ovariennes *in vitro* à des doses nanomolaires. Cet effet inhibiteur est partiellement corrigé par l'adjonction d'EGF et d'hCG au milieu de culture [39].

b) Les gonadotrophines sont utilisées depuis plus de 30 ans et très couramment depuis 10 ans. Les gonadotrophines peuvent-elles être responsables d'une augmentation du risque de cancer de l'ovaire ? Les études de mutagenèse en pharmacovigilance sont rassurantes mais, les hormones hypophysaires LH et FSH sont augmentées, respectivement 5 et 15 fois après la ménopause. Ces changements, associés à la constatation d'une augmentation de l'incidence du cancer de l'ovaire à la même période ou retardée, ont conduit à évoquer un rôle étiologique hormonal hypophysaire dans la carcinogenèse ovarienne (hypothèse gonadotrophique). *In vitro*, LH, FSH et hCG stimulent la croissance de l'épithélium ovarien chez la lapine [27]. Les mêmes auteurs ont mis en évidence une augmentation de l'activité proliférative de cet épithélium, avec création de processus villeux, en induisant des ovulations multiples par hCG. Récemment, il a été montré une stimulation, dose et temps-dépendante, de la croissance cellulaire par hCG et FSH, *in vitro* et sur une lignée cancéreuse humaine [39].

3. Facteurs alimentaires et d'environnement

L'incidence est augmentée chez les femmes à haut statut socio-économique, reflétant probablement les facteurs liés à la reproduction.

Le talc est à l'origine de mésothéliome péritonéal, néoplasie embryo-histologiquement proche des cancers séreux de l'ovaire. Cramer rapporte un risque relatif de 1,92 pour les utilisatrices de talc avec application périnéale. Le talc est parfois présent sur les gants des chirurgiens et les gants protecteurs des sondes vaginales.

4. Le nombre cumulé d'ovulations apparaît comme un élément de première importance

Le blocage de l'ovulation réduit les risques de cancer de l'ovaire :

- la gestité et la parité protègent du cancer de l'ovaire. La plus grande diminution du risque est associée avec la première grossesse menée à terme. Une grossesse additionnelle confère ensuite une réduction du risque d'environ 14 % [36] ;
- l'allaitement protège : chaque mois d'allaitement est associé à une diminution du risque [36] ;
- la contraception orale : il est prouvé que les femmes ayant utilisé une contraception orale ont une diminution du risque de cancer de l'ovaire [34].

La réduction du risque est apparente dès 3 mois d'utilisation (40 % de réduction pour les utilisations de 3 à 6 mois) [14]. Elle augmente avec la durée de la prise et persiste plus de 10 ans après l'arrêt [34]. Cette réduction s'applique à tous les types histologiques et est indépendante des autres facteurs liés à la reproduction.

On peut facilement imaginer que le traumatisme de l'ovulation puisse au contraire augmenter le risque de ces cancers ovariens ;

- l'infécondité : l'hypofertilité en dehors de l'anovulation augmente le risque de cancer de l'ovaire ;

- les traitements médicamenteux de l'infécondité augmenteraient selon Whittemore et coll. le risque. Il est à noter que l'on retrouve l'action protectrice de la grossesse en raison de la diminution de l'odds ratio chez les femmes hypofertiles ayant bénéficié de traitements inducteurs réussis. Les résultats de Whittemore sont significatifs pour les cancers invasifs et les résultats de Harris pour les cancers borderline de l'ovaire.

5. L'hypothèse mécanique

L'ensemble de ces facteurs favorisants semble soutenir l'hypothèse de Fathalla [11] d'une association du risque de cancer de l'ovaire avec le taux cumulé d'ovulations. Il existe en effet une corrélation entre nombre cumulé d'ovulations et risque de cancer de l'ovaire [34, 36].

Le cancer de l'ovaire pourrait être causé par des ovulations répétées qui conduiraient à une transformation maligne de l'épithélium. L'hypothèse de Fathalla a été postulée déjà depuis plus de 20 ans. L'ovulation entraîne une blessure à la surface de l'ovaire réparée par une prolifération cellulaire épithéliale. Cette prolifération s'accompagne de synthèses d'ADN avec possibilités d'anomalies génétiques à type de mutation ou translocation spontanée. L'interaction entre facteurs mécaniques, génétiques et hormonaux est possible.

3. DISCUSSION

L'incidence du cancer de l'ovaire augmente avec l'âge puisqu'il est de 2/0000 entre 20 et 30 ans, 6,5/0000 entre 35 et 39 ans et 23/0000 entre 45 et 49 ans. Cette augmentation se poursuit après la ménopause pour atteindre un pic à plus de 50/0000 pour les patientes de plus de 65 ans [1, 29].

Plusieurs études épidémiologiques ont mis en évidence des facteurs protecteurs et des facteurs de risques. Le groupe des facteurs protecteurs est un groupe homogène dont le dénominateur commun est l'anovulation (contraception orale, parité, allaitement stérilisation tubaire et hystérectomie par le biais de troubles de vascularisation ovarienne et peut-être les ménopauses précoces). Ces données épidémiologiques sont résumées par le concept d'âge ovarien émis par Casagrande [5] dès 1979. Le nombre d'années d'anovulation (0, 3, 6, 9) est inversement proportionnel au risque de cancer de l'ovaire (RR respectif : (1, 0,67, 0,60, 0,38). Le groupe des facteurs de risques est un groupe hétérogène reprenant les facteurs environnementaux, alimentaires [8], chimique (talc [6]), familiaux [4] : l'infécondité et enfin plus récemment les traitements inducteurs de l'ovulation [15].

Il est classique de dire qu'un cycle de stimulation équivaut à 2 années d'ovulation naturelle en terme d'œstradiolémie et de nombre de follicules.

D'autres éléments plaident en faveur de l'hypothèse ovulatoire, les épithéliomas ovariens touchent préférentiellement l'ovaire droit (59 %) plutôt que l'ovaire gauche [18, 9], or l'ovulation survient significativement plus souvent à droite (65 %) [30].

Les processus connus de cancérogenèse ne donnent pas d'explication unique aux risques induits par les traitements stimulant l'ovulation. Normalement l'épithélium ovarien séreux est séparé du stroma, donc du compartiment hormonalement actif, par la membrane basale. La formation de kystes d'inclusions rompt cette barrière et piège alors l'épithelium ovarien au sein du stroma, or, l'ovulation est le premier mécanisme supposé de ces kystes [31]. Les cellules se trouvent alors au contact d'hormones stéroïdiennes et de facteurs de croissance nécessaires au développement folliculaire. Les ponctions folliculaires pourraient favoriser ces kystes d'inclusion. L'action des gonadotrophines sur ces kystes d'inclusion est mal définie.

L'hypothèse de Cramer et Welch des gonadotrophines fait également intervenir des facteurs de croissance et des oncogènes.

Les arguments s'opposant à l'accroissement du risque sont fondés sur les insuffisances de l'étude épidémiologique de Whittemore et repris dans le détail par l'International federation fertility society [17] qui souligne que :

1. Les explorations effectuées chez les femmes inféconde peuvent permettre de découvrir des tumeurs asymptomatiques préexistantes ;
2. Dans 2 des 3 études, une proportion importante de femmes ayant une maladie avancée n'a pas pu être interrogée. Ce biais exagère les résultats ;
3. Des biais de sélection des cas témoins ont pu être commis : les nullipares qui ont utilisé des traitements de l'infécondité désiraient peut-être moins être interviewées ou n'étaient pas disponibles car au travail ;
4. L'impossibilité de contrôler les données peut constituer un biais.

Le travail de Whittemore ne donne pas de détails : âge des patientes, âge du diagnostic, durée d'administration des traitements de la stérilité, pas d'étude doses-réponses.

Les médicaments inducteurs de l'ovulation sont commercialisés depuis moins de 30 ans :

- la bromocryptine a été enregistrée en 1978 ;
- le citrate de clomiphène a été enregistré aux USA en 1967 ;
- les gonadotrophines sont utilisées depuis 1969.

Ces traitements peuvent-ils être impliqués dans la survenue de cancers invasifs de l'ovaire ?

Malgré ses imperfections, il n'en demeure pas moins que cette étude est statistiquement significative et la probabilité rationnelle des risques liés à l'ovulation oblige à s'interroger quant à la sécurité de nos prescriptions.

En conclusion, le problème qui est posé est important car environ 200 000 femmes sont stimulées par an à travers le monde [19]. Il est temps de se tourner vers d'autres études épidémiologiques pour connaître avec plus de précision s'il y a ou non un lien entre stimulation de l'ovulation et cancer de l'ovaire. ●

BIBLIOGRAPHIE

[1] AYOMAMITIS A. : The epidemiology of malignant neoplasms of the ovary, fallopian tube, and broad ligament in Canada: 1950-1984. Obstet Gynecol, 73 : 1017-1021, 1989.

[2] BAKER V.V., BORST M.P., DIXON D. : c-myc amplification in ovarian cancer. Gynecol. Oncol, 38 : 340, 1990.

[3] BAUKNECHT T., RUNGE M., SCHWALL M. : Occurrence of epidermal growth factor receptors in human adnexal tumors and their prognostic value in advanced ovarian carcinomas. Gynecol. Oncol, 29 : 147-157, 1988.

[4] BORRESEN A.L. : Oncogenesis in ovarian cancer. Acta Obstet. Gynecol. Scand, 1992 ; 71 Suppl 155 : 25-30.

[5] CASAGRANDE J.T., PIKE M.C., ROSS R.K. : Incessant ovulation and ovarian cancer. Lancet, 2 : 170, 1979.

[6] CRAMER D., WELCH W., SCULLY R. : Ovarian cancer and talc : A case control-study. Cancer 50 : 372, 1982.

[7] CRAMER D.W. : Lactase persistence and milk consumption as determinants of ovarian cancer risk. Am. J. Epidemiol., 130 : 904, 1989.

[8] CRAMER D.W., WILLET W.C., BELL D.A. : Galactose consumption and metabolism in relation to the risk of ovarian cancer. Lancet, 2 : 66, 1989.
[9] CRUIKSHANK D.J. : Ætiological importance of ovulation in epithelial ovarian cancer : a population based study. British Medical Journal, 301 : 524, 1990.
[10] DAURES J.P., MAUDELONDE T. : Traitements hormonaux et cancers de la femme. in Mises à jour en Gynécologie-Obstétrique ed par M. Tournaire. Vigot, Paris, 39-70, 1991.
[11] FATHALLA M.F. : Incessant ovulation- a factor in ovarian neoplasm ? Lancet, ii : 163, 1971.
[12] FISHEL S., JAKSON P. : Follicular stimulation for high tech pregnancies : are we playing it safe ? Br. Med. J., 299 ; 309-11, 1989.
[13] GOLDBERG G.L., RUNOWICZ C.D. : Ovarian carcinoma of low malignant potential, infertility, and induction of ovulation. Is there a link ? Am. J. Obstet. Gynecol., 166 : 853-854, 1992.
[14] GROSS T.P., SCHLESSELMAN J.J., STADEL B.V., YU W., LEE N.C. : The risk of epithelial ovarian cancer in short term users of oral contraceptives Amer. J. of Epidemiol., 136 : 1, 46-53, 1992.
[15] HARRIS R., WHITTEMORE A., ITNYRE J. and the collaborative Ovarian Cancer Group : "characteristics relating to ovarian cancer risk : collaborative analysis of 12 US case-control studies. III Epithelial tumors of low malignant potential in white women". Am. J. Epidemiol. 136 : 1204-1210-1220, 1992.
[16] HEINTZ A.P.M., HACKER N.F., LAGASSE L.D. : Epidemiology and etiology of ovarian cancer : a review. Obst. Gynecol., 66 : 127, 1985.
[17] IFFS : Fertility drugs and ovarian cancer. Fertil Steril, 60, 3, 406-408, 1993.
[18] JOHANNES C.B., KAUFMAN D.W., ROSENBERG L. : Side of origin of epithelial ovarian cancer. British Medical Journal, 304 : 27, 1992.
[19] LAND J.A. : Ovulation, ovulation induction and ovarian carcinoma. Baillière's Clinical Obstetrics and Gynaecol, 7, 2, 455-472, 1993.
[20] LEARY J.A., DORIS C.P., BOLTZ E.M., HOUGHTON C.R.S., KEFFORD R.F., FRIEDLANDER M.L. : Investigation of loss of heterozygotie at specific loci on chromosomes 3p, 6q, 11p, 17p, and 17q in ovarian cancer. Inter J. Gynecol. Cancer., 3 : 5, 293-298, 1993.
[21] LEWIS A.C., DAVISON B.C. : Familial ovarian cancer. Lancet, 1969, 2 : 235-237.
[22] LOPES P., MENSIER A., NOMBALLAIS M.F., GARNIER J.M., LABORDE O., JULOU V., SAGOT P., BOOG G. : Cancer de l'ovaire et endosalpingiose chez une patiente stérile en programme de fécondation in vitro. Résultats préliminaires d'une enquête auprès des centres français de PMA. Gynécologie, 1992, 43, 2, 87-91.
[23] LOPES P., JULOU V., MENSIER A., GARNIER J.M., LABORDE O., SAGOT P., L'HERMITE A., JEAN M., BARRIERE P. : Cancer de l'ovaire et procréation médicalement assistée. Contracept. Fertil Sex., 1992, 20, 7-8, 797-798.
[24] LOPES P. : Cancer de l'ovaire et procréation médicalement assistée. Editorial, La lettre du Gynécologue, 163, 3-4, 1992.
[25] LOWRY S., RUSSELL H., HICKEY I., ATKINSON R. : Incessant ovulation and ovarian cancer. Lancet, 1991, 337, 1544-1545.
[26] NAROD S.A., FEUNTEUN J., LYNCH H.T., WATSON P., CONWAY T., LYNCH J., LENOIR G.M. : Familial breast-ovarian cancer locus on chromosome 17ql2-q23. Lancet, 1991 ; 338 : 82-83.
[27] NICOSIA S.V., JOHNSON J.H., STREIBEL E.J. : Growth caracteristics of rabbit ovarian mesothelial cells. Int. Gynecol. Pathol., 4, 47-58,1985.
[28] NIJMAN H.W., BURGER C.W., BAAK J.P.A. : Borderline malignancy of the ovary and controlled hyperstimulation. A report of 2 cases. European J. Cancer., 12: 1971, 1992.
[29] OZOLS R.F. : Ovarian cancer. in Hematology/oncology clinics of North America. 6, 4, 729-981, Ed by WB SAUNDERS C, 1992.
[30] POTSHINK G., INSLER V., MEIZNER I., STENBERG M. : Frequency, sequence and side of ovulation in women menstruating normally. British Medical Journal, 294 : 219, 1987.
[31] RADISAVLJEVIC S.V. : The pathogenesis of ovarian inclusion cysts and cystomas. Obstet. Gynecol., 49 : 424-429, 1977.

[32] SLAMON D.J., GODOLPHIN W., JONES L.A. : Studies of HER-2/neu protooncogene in human breast and ovarian cancer. Science, 244 : 707, 1989.

[33] SPIRTAS R., KAUFMAN S.C., ALEXANDER N.J. : "Fertility drugs and ovarian cancer : red alert or red herring ?" Fertil. Steril., 59 : 291-293, 1993.

[34] TAURELLE R., LAROUSSINIE M.P., LECURU F. : Contraception orale et risque de cancer épithélial de l'ovaire. Reprod. Humaine et Hormones, 1993, 6, 1, 23-27.

[35] WHITTEMORE A., HARRIS R., ITNYRE J., HALPERN J., and the collaborative Ovarian Cancer Group "characteristics relating to ovarian cancer risk : collaborative analysis of 12 US case-control studies. I Methods". Am. J. Epidemiol., 136: 1175-1183,1992.

[36] WHITTEMORE A., HARRIS R., ITNYRE J. and the collaborative Ovarian Cancer Group "characteristics relating to ovarian cancer risk : collaborative analysis of 12 US case-control studies. II Invasive epithelial ovarian cancers in white women". Am. J. Epidemiol., 136 : 1184-1203, 1992.

[37] WHITTEMORE A., HARRIS R., ITNYRE J. and the collaborative Ovarian Cancer Group "characteristics relating to ovarian cancer risk: collaborative analysis of 12 US case-control studies. IV The pathogenesis of epithelial ovarian cancer". Am. J. Epidemiol., 136 : 1212-1220, 1992.

[38] WILLEMSEN W., KRUITWAGEN R., BASTIAANS B., HANSELAAR T., ROLLAND R. : Ovarian stimulation and granulosa-cell tumour. Lancet, 341, 8851, 986-988, 1993.

[39] WIMALASENA J., DOSTAL R., MEEHAN D. : Gonadotropins, estradiol, and growth factors regulate epithelial ovarian cancer cell growth. Gynecol Oncology, 46, 345-350, 1992.

[40] YEE D., MORALES F.R., HAMILTON T.C. : Expression of insulin-like growth factor I, its binding proteins, and its receptor in ovarian cancer. Cancer res., 51: 5107-51 12, 1991.

STIMULATION DE L'OVULATION ET CANCER DE L'OVAIRE

J.-R. ZORN*

La parution de trois études [1, 2, 3] accusant les inducteurs de l'ovulation d'une possible action cancérigène au niveau de l'ovaire a soulevé une grande émotion dans le milieu médical aussi bien que dans le grand public, où l'information a été largement diffusée. Pourtant, l'analyse objective de ces publications montre que le risque allégué n'est pas démontré.

Lopes et al. ont présenté les résultats d'une enquête réalisée auprès des centres de PMA français, qui a permis de colliger 19 tumeurs de l'ovaire, chez des patientes stimulées pour FIV et hors FIV. Six cas ont été éliminés car incomplètement documentés ou à l'évidence sans rapports avec la stimulation. Pour les 13 autres, dont 6 tumeurs "borderline", la relation de cause à effet est présentée comme probable chez 2 patientes, possible chez 5 autres patientes, et improbable chez les 6 dernières, avec comme seuls arguments "le nombre de cycles de stimulation (arbitrairement considéré comme significatif s'il est >4) et le délai entre stimulation et découverte du cancer" (sans autre précision). La population d'où sont issus ces 13 cas n'est pas connue, si bien que toute évaluation du risque est impossible.

La seconde étude est celle de Willemsen et coll, et concerne 12 cas de tumeurs de la granulosa observés entre 1979 et 1992 (tableau I). Toutes les patientes avaient des troubles du cycle menstruel qui avaient conduit à une stimulation par clomifène, puis par hMG dans 7 cas. L'ovariectomie a entraîné la guérison, avec une grossesse spontanée dans la moitié des cas. Chez une patiente, ayant été enceinte après ovariectomie, une carcinose péritonéale diffuse est survenue 6 ans après l'exérèse de la tumeur. Comme le notent les auteurs eux mêmes, cette série ne prouve aucunement que l'induction de l'ovulation puisse provoquer une tumeur de la granulosa. A vrai dire, l'antériorité constante des troubles menstruels laisse penser que les inducteurs n'étaient pour rien dans l'origine de ces tumeurs.

La troisième et principale étude, celle de Whittemore, mérite d'être examinée plus en détail pour plusieurs raisons : d'une part, c'est la seule qui soit de nature réellement épidémiologique, conduite par un groupe réputé, avec des moyens importants ; d'autre part, l'évaluation des risques y est présentée sous forme d'"odds ratio", concept avec lequel les gynécologues sont peu familiers, et qui mérite donc quelques explications ; enfin, un certain nombre de biais méthodologiques majeurs rendent ses conclusions cliniquement inacceptables.

L'étude de Whittemore a été mise sur pied par le National Cancer Institute américain, branche du NIH, pour identifier les facteurs de risque de cancer de l'ovaire. Il s'agit d'une méta-analyse, c'est-à-dire d'une compilation de plusieurs études réalisées antérieurement sur le même sujet. N'ont été prises en compte que les études "cas-témoins", (c'est-à-dire qui avaient comparé deux groupes : l'un formé de patientes atteintes de cancer de l'ovaire,

* Clinique Universitaire Baudelocque, Hôpital Cochin, 123, bd de Port-Royal, 75014 Paris.

l'autre de témoins indemnes de cancer, chaque patiente étant appariée avec un ou deux témoins pour l'âge, la race, la parité), dont les données étaient enregistrées et disponibles sur bandes magnétiques. Douze études datant de 1956 à 1986 et correspondant à ces critères ont été retrouvées. Toutes les données correspondant à plus de 11 000 patientes (2 197 cas et 8 893 témoins) ont été revues et resaisies en harmonisant les critères pour les rendre comparables et autoriser les calculs sur le rôle possible d'hypothétiques facteurs de risque : ovulation, grossesse, allaitement, œstrogénothérapie, contraception, etc.

TABLEAU I
Patientes de l'étude de Willemsen et al [2]

Trouble des règles	**n**	**Observations n°**
Aménorrhée post pilule	6	1-2-3-6-8-12
Aménorrhée post partum	2	5-11
Anovulation	1	4
Dysovulation	2	7-9
Insuffisance lutéale	1	10
Total	12	
Grossesse spontanée après ovariectomie	6	1-2-5-6-7-8
Carcinose péritonéale	1	8

L'analyse statistique des études cas-témoins est basée sur une répartition de la population étudiée en quatre groupes : malades (cas) et non malades (témoins), exposés ou non exposés au facteur de risque (tableau II) et définit un "risque relatif" (RR) lié à l'exposition, à la condition que la fréquence de la maladie dans la population non exposée soit connue. Si cette fréquence est inconnue (ce qui est le cas ici avec le cancer de l'ovaire), le risque relatif n'est pas calculable. L'analyse mathématique montre qu'il peut être remplacé par le calcul de l'"odds ratio" (OR) et que, par approximation, RR = OR en cas de maladie rare. Lorsque OR = 1, le facteur testé est sans influence sur la fréquence de la maladie. Le risque est diminué si OR<1, augmenté si OR>1. Toutefois, ceci n'est significatif que si l'intervalle de confiance à 95 % (IC 95 %) ne comprend pas la valeur 1. Par exemple, OR = 2 (IC = 2,5 - 6) signifie que le risque est significativement doublé. A l'inverse, OR = 0,5 (IC = 0,4 - 1,5) ne permet pas de conclure que le risque est diminué de moitié.

TABLEAU II
Principe et interprétation des études cas-témoins

Enquêtes cas-témoins		
	Exposés	**Non exposés**
malades	a	b
non malades	c	d

Incidence de la maladie dans la population témoin			
Connue	Risque Relatif	(RR)	a/[a+c]/[b/(b+d)]
Inconnue	Odds Ratio	(OR)	[a/c]/[b/d]
Si maladie rare (a petit devant c) OR = RR			

Intervalle de confiance 95 % (IC) = Log (ad/bc) ± 1,96 V 1/a+1/b+1/c+1/d

En ce qui concerne la fertilité, l'analyse de Whittemore n'a retrouvé qu'un faible nombre de données, dans trois études sur douze [4, 5, 6]. Il faut dire que seules figuraient sur les bandes magnétiques de départ les réponses que les patientes avaient données aux enquêteurs de chaque étude. Il n'y a eu aucun accès aux dossiers cliniques. Le tableau III montre que la répartition de ces données est gravement biaisée : 28 % des patientes atteintes de cancer ont pu fournir une notion sur leur fertilité, contre 12 % seulement des témoins. Le nombre de cas de stérilité est très faible, et celui de stérilités traitées encore plus : 20 contre 11. Sur ces bases, l'odds ratio est arithmétiquement significatif. Mais il est légitime de se demander si ce risque presque triplé (OR = 2,8) ne reflète pas simplement la différence entre les deux groupes (28 % contre 12 %) pour le recueil de l'information.

TABLEAU III
Population de l'étude de Whittemore et al [3]

	Cas	Témoins	OR	IC95 %
Inclusions	2197	8893		
Notion sur la fertilité	622	1101		
	28,3 %	12,4 %		
Stérilités	96	135	1,0	0,8 - 1,4
St. traitées*	20	11	2,8	1,3 - 6,1

* Traitements médicaux ("drugs") : date et nature non précisés.

L'analyse directe des trois articles de Cramer, Nasca et Hartge apporte par ailleurs un certain nombre d'informations qui mettent sérieusement en cause les conclusions de Whittemore. D'une part, aucune information n'est donnée sur le type et la durée des traitements médicamenteux incriminés. D'autre part, compte tenu de la date de publication des articles et de l'âge des patientes et des témoins, on peut calculer que la période d'exposition de ces femmes aux traitements de la stérilité va de 1959 à 1970, ce qui veut dire qu'elle est vraisemblablement antérieure, dans la plupart des cas, à l'utilisation aux USA du citrate de clomifène (1967) et de l'hMG (1969). En raison de l'importance du débat, il aurait été opportun de remonter jusqu'aux 31 dossiers cliniques, ou au moins apporter des précisions sur l'âge de ces patientes et la date de diagnostic de leur cancer. Curieusement, rien de tout cela n'a été fait, et répondant récemment [7] au déferlement de critiques provoquées par sa publication, Alice Whittemore a indiqué qu'elle ne souhaitait pas répondre point par point aux arguments de ses détracteurs.

Les conclusions de Whittemore sont par ailleurs en contradiction avec l'étude d'Elaine RONE [8], qui a suivi pendant 12 ans une cohorte de 2 600 femmes traitées pour infertilité et n'a montré aucune incidence du clomifène et des hMG sur la fréquence de survenue des cancers de l'ovaire, de l'utérus et du sein. Quatre cancers de l'ovaire ont été observés, alors que 16 auraient dû survenir pour vérifier l'hypothèse de Whittemore.

L'étiologie du cancer de l'ovaire est certainement multifactorielle. Il est possible que l'ovulation et les taux de gonadotrophines, en particulier de FSH, puissent jouer un rôle. Cependant, les données épidémiologiques sont contradictoires et autorisent plusieurs interprétations. Contrairement aux dernières conclusions de Whittemore, un bon nombre de faits et d'arguments sont maintenant réunis pour étayer une troisième hypothèse, celle d'un lien entre l'infertilité elle-même et la survenue d'un cancer ovarien. Ceci avait déjà été montré par Joly [9] et al. sur des données collectées entre 1957 et 1965, c'est-à-dire avant l'apparition des inducteurs de l'ovulation. On retrouve cette notion dans les chiffres de Whittemore (tableau IV) : chez les femmes stériles ayant finalement accouché, les odds ratios ne sont pas significatifs d'un rôle néfaste du traitement. En revanche, chez celles qui restent nullipares, le risque est doublé. L'énorme OR (27) attribué au traitement ne peut être pris au sérieux pour les raisons indiquées plus haut. La relation infertilité-cancer de l'ovaire pourrait jouer dans les deux sens : l'un, suggéré par les statistiques, est le rôle favorisant de l'infertilité vis-à-vis du cancer. L'autre est la possibilité pour un cancer incipiens ou une tumeur borderline de se manifester d'abord par des troubles de la fonction de reproduction [10].

TABLEAU IV
Influence de la parité sur les patientes ayant eu une stérilité, traitée ou non (d'après Whittemore et al [3]

	Cas	Témoins	OR	IC95 %
Accouchées				
Patientes*	62	112	0,86	0,6 - 1,2
Non traitées	54	102	0,84	0,58 - 1,2
Traitées	8	10	1,4	0,5 - 3,6
Nullipares				
Patientes*	34	23	2,1	1,4 - 2,2
Non traitées	22	22	1,6	0,7 - 3,3
Traitées	12	1	**27**	**2,3 - 315,6**

* Patientes ayant signalé une infertilité.

En conclusion, la responsabilité des inducteurs de l'ovulation dans la survenue de cancer de l'ovaire n'est pas démontrée. En revanche, l'impression qui prévaut est que les patientes suivies pour infertilité ont un risque accru de cancer de l'ovaire, et que le risque est plus particulièrement présent chez celles qui ne parviennent pas à mener une grossesse à terme malgré les traitements. Une vigilance particulière et à long terme est justifiée dans ce groupe à risque. ●

RÉFÉRENCES

[1] LOPES P., JULOU V., MENSIER A., GARNIER J.M., LABORDE O., SAGOT P., L'HERMITE A., JEAN M., BARRIERE P. : Cancer de l'ovaire et procréation médicalement assistée. Contracept Fertil Sexual, 1992, 20 : 797-798.
[2] WILLEMSEN W., KRUTTWAGEN R., BASTIAANS B., HANSELAAR T., ROLLAND R. : Ovarian stimulation and granulosa-cell tumour. Lancet, 1993, 17 : 986-988, 17 avril 93.
[3] WHITTEMORE A.S., HARRIS R., INTYRE J., HALPERN J., and the Collaborative Ovarian Cancer Group : Characteristics relating to ovarian cancer risk : collaborative analysis of 12 US case-control studies. Am. J. Epidemiol., 1992, 136 : 1175-1220.
[4] HARTGE P., SCHIFFMAN M.H., HOOVER R. et al : A case control study of epithelial ovarian cancer. Am. J. Obstet. Gynecol., 1989, 161 : 10-16.
[5] CRAMER D.W., HUTCHINSON G.B., WELCH G.R. et al : Determinant of ovarian cancer risk. 1. Reproductive experiences and family history. J Natl Cancer Inst. 1983, 71 : 711-716.
[6] NASCA P.C., GREENWAL D.P., CHOROST S. et al : An epidemiologic case control study of ovarian cancer and reproductive factors. Am. J. Epidemiol., 1984, 119 : 705-713.
[7] WHITTEMORE A.S. : Fertility drugs and risk of ovarian cancer. Human Reprod., 1993, 7 : 999-1000.
[8] RONE E., LUNENFELD B., MENCZER J., BLUMSTEIN T., KATZ L., ŒLSNER G., SERR D. : Cancer incidence in a cohort of infertile women. Am. J. Epidemiol., 1987, 125 : 780-790.
[9] JOLY D.J., LILIENFELD A.M., DIAMOND E.L., BROSS I.D. : An epidemiologic study of reproductive experience relative to cancer of the ovary. Am. J. Epidemiol., 1974, 99 : 190-207.
[10] LAIS C.W., WILLIAMS T.J., GAFFEY T.A. : Prevalence of ovarian cancer found at the time of infertility microsurgery. Fertil. Steril., 1988, 49 : 551-553.

GÉNÉTIQUE ET STÉRILITÉ MASCULINE

M. COGNAT*, I. DURIEU**, F. BEY-OMAR***, L. CALEMARD***, J.-F. GUÉRIN****, D. VITAL-DURAND** et Y. MOREL***

RÉSUMÉ

Si une solution thérapeutique, en l'occurrence une fécondation *in vitro* avec spermatozoïdes épididymaires, peut maintenant être proposée à certains sujets porteurs d'une azoospermie excrétoire, il faut savoir que les résultats incontestablement encourageants de cette technique doivent être pondérés par le risque génétique potentiel qui existe lorsque l'azoospermie est due à une aplasie congénitale des canaux déférents.

Cette anomalie congénitale semble représenter très souvent (40 à 65 % des cas, sinon 100 % ce que nous saurons plus tard) une forme atténuée de mucoviscidose correspondant à un phénotype génital de cette maladie.

Nos connaissances actuelles imposent, avant toute décision thérapeutique en présence d'une telle azoospermie, une recherche des mutations de la mucoviscidose et une étude clinique et biologique approfondie, afin de proposer un conseil génétique au couple.

***

Cet exposé représente en quelque sorte la suite de celui que m'avait demandé de faire le Professeur Netter en 1990, à propos des grossesses obtenues par fécondation *in vitro* avec spermatozoïdes épididymaires. Lorsque nous avons entrepris cette nouvelle technique thérapeutique en 1988, nous n'avions aucune idée, aucune connaissance d'une relation possible entre l'azoospermie excrétoire et en particulier une de ses étiologies, l'absence congénitale de déférents (ACD) et cette maladie génétique qu'est la mucoviscidose.

Je rappelle que le premier succès de la technique a été publié en 1985 par Temple-Smith en Australie, que la deuxième publication sur le sujet est datée de 1988 faite par Ricardo Asch et collaborateurs et que notre groupe a été le troisième à présenter un succès en 1989 en terme de grossesse à terme avec jumeaux (2, 3, 4, 5, 6).

C'est précisément depuis 1989-90 que l'analogie entre certaines manifestations connues de la mucoviscidose classique et quelques anomalies observées au cours de l'absence congénitale de déférents a frappé l'attention de certains observateurs et permis d'effectuer

* Centre Fertily-Hôpital Saint-Joseph, 10, av. des Frères-Lumière, 69008 Lyon.
** Service de Médecine Interne, Centre Hospitalier Lyon-Sud, 69310 Pierre-Bénite.
*** Laboratoire de Biochimie endocrinienne et moléculaire, INSERM U329, Hôpital Debrousse, 69322 Lyon.
**** Laboratoire de Biologie de la Reproduction de Lyon, Hôpital Edouard-Herriot, 69008 Lyon.

un rapprochement entre ces deux affections, étant entendu que l'on se rappelle bien que depuis longtemps on avait la notion que nombre de sujets atteints d'azoospermie excrétoire ont des troubles respiratoires évoquant la dilatation des bronches, la bronchite à répétition, la sinusite chronique, en particulier dans les formes qui ne semblent pas acquises par séquelles post-inflammatoires de maladies sexuellement transmissibles, mais plutôt congénitales (Bayle, Palmer, Guillon, et autres auteurs...). On a longtemps cotoyé ces sujets azoospermiques en les interrogeant sur ces manifestations qu'effectivement on retrouvait souvent, mais on n'avait pas vraiment fait la relation entre ces manifestations broncho-pulmonaires qui auraient pu évoquer la mucoviscidose et les formes anatomopathologiques de l'azoospermie excrétoire. Il a fallu attendre, les années 89-90 pour commencer à décrypter cette relation [7]. Ce sont probablement les énormes progrès récents de la génétique, effectués dans le domaine de la mucoviscidose, qui ont de plus en plus suggéré cette relation.

Voyons d'abord ce qui est connu et définitivement établi dans la mucoviscidose classique, d'une part à propos de la fertilité masculine, d'autre part à propos des connaissances génétiques et voyons ensuite les arguments actuels qui permettent de faire de l'absence congénitale de déférents une forme atténuée de mucoviscidose.

Dans la mucoviscidose classique :

1. La stérilité masculine par azoospermie est habituelle, constatation faite depuis longtemps : c'est une stérilité liée à une agénésie ou une hypoplasie portant sur les vésicules séminales, les canaux déférents et les épididymes alors que les testicules sont indemnes d'anomalie histologique et que la spermatogenèse est normale [8] ;

2. Les connaissances génétiques ont été détaillées et rappelées récemment par Gossens [9]. La mucoviscidose est une maladie autosomique récessive. L'identification du gène CFTR (Cystic Fibrosis Transmembrane Conductance Regulator) n'a été effectuée sur le bras du chromosome 7 qu'en 1989 [10], mais depuis lors, plus de 300 mutations ont été identifiées et un certain nombre reste encore à découvrir : 6 mutations sont relativement fréquentes (delta F508, G542X, G551D, R533X, W1282X, N1303K) affectant selon les pays et les ethnies 80 à 90 % des chromosomes des malades. En routine, ce sont ces seules mutations qui sont recherchées, expliquant l'imperfection encore actuelle du diagnostic génétique de la maladie. Dans la population générale, les porteurs hétérozygotes d'une mutation sont estimés à environ 4 %, ils sont les transmetteurs potentiels de la maladie que l'on retrouve dans 1 naissance sur 2 500 en France. La recherche de corrélation entre le génotype et la présentation clinique de la maladie, malgré de multiples travaux, s'avère pour l'instant décevante ; seuls deux faits semblent se confirmer :

- l'association forte entre homozygotie delta F508 et insuffisance pancréatique ;
- et l'association d'une mutation rare (la R117H) et des formes peu sévères sans insuffisance pancréatique et avec une faible altération de la fonction respiratoire, de diagnostic tardif [11, 12].

Les arguments actuels en faveur de l'absence congénitale de déférent "considérée comme une forme atténuée de mucoviscidose" sont des arguments génétiques et des arguments cliniques.

1. LES ARGUMENTS GÉNÉTIQUES

• En 1990 Dumur et coll. [13] recherchant la mutation delta F508 chez 17 sujets stériles par ACD l'ont retrouvée chez 7 patients (41 %) qui étaient hétérozygotes pour cette seule mutation.

• En 1992, Anguiano et coll. [7] réalisant un travail similaire chez 25 ACD, mais en recherchant une dizaine de mutations ont trouvé que 16 patients (64 %) avaient au moins une mutation détectable, 3 d'entre-eux étant doubles hétérozygotes, c'est-à-dire porteurs d'une mutation différente sur chacun des allèles.

• En 1993, Morel et coll. [14] réalisant une étude du gène CFTR chez 33 sujets porteurs d'une ACD ont trouvé la mutation delta F508 chez 14 patients (42 %), trouvant aussi d'autres mutations, la R117H (5/33), la G542X (1/33) et la D127ON (1/33), 3 sujets étaient doubles hétérozygotes, tous avec la mutation delta F508 et R117H.

• Enfin en 1993, Patrizio et coll. [15] viennent de rapporter une série de 63 patients ACD chez lesquels ils trouvent 21 hétérozygotes delta F508 (33 %), 13 hétérozygotes pour d'autres mutations, 6 hétérozygotes porteurs de la mutation pourtant rare R117H.

• Des résultats personnels en cours de publication confirment la présence d'anomalies génétiques chez 69 % des sujets ACD étudiés.

Cette fréquence élevée, très significativement supérieure au risque naturel de la population (je rappelle 4 %) constitue un argument fort en faveur d'une parenté entre ACD et mucoviscidose. La présence de double hétérozygotie renforce cette suspicion. Par contre, on ne retrouve ni homozygotie delta F508 qui caractérise 40 % des mucoviscidoses classiques, ni double hétérozygotie de mutations très pathologiques telles que delta F508, G542X, ou G551D.

L'hypothèse est donc que l'ACD soit une forme atténuée de mucoviscidose, constituant un véritable phénotype génital et ceci suggère que certaines mutations rares comme la R117H puissent être associées à des formes frustes, mono ou paucisymptomatiques de mucoviscidose, mais il faut faire remarquer que d'autres mutations, non encore déterminées à ce jour, semblent manquer.

2. ARGUMENTS CLINIQUES

L'absence de certitude génétique doit nous conduire tout naturellement, pour approcher ou affirmer le diagnostic de mucoviscidose, à rechercher minutieusement des arguments cliniques en faveur de cette maladie chez les patients ACD, et c'est ainsi que prennent toute leur valeur, le test de la sueur, la recherche des sinusites chroniques et l'étude des anticorps anti-pseudomonas :

- le test de la sueur qui mesure la concentration en chlore sudoral reste le test-diagnostic de référence pour la mucoviscidose. Il doit être réalisé dans un laboratoire expérimenté, sur une quantité de sueur suffisante (au moins 100 mg). Il est sensible et spécifique pour un seuil de 60 mmol/l. 43 tests de la sueur ont été réalisés sur l'ensemble des séries présentées : 15 sont positifs parmi lesquels 13 sont hétérozygotes ou doubles homozygotes. Ces sujets ACD présentant un chlore sudoral élevé peuvent être considérés comme des mucoviscidoses quelle que soit leur analyse génétique. Beaucoup de sujets ACD ont cependant un chlore sudoral physiologique. Il faut admettre, dans l'hypothèse d'une forme génitale atténuée de mucoviscidose, que le test à la sueur est inconstamment positif, mais qu'il est susceptible de constituer un facteur de pronostic lorsqu'il est positif ;

- les sinusites chroniques, manifestations habituelles des formes classiques de mucoviscidose, sont retrouvées avec une fréquence de 40 % chez les sujets ACD, constatation qui constitue un argument supplémentaire de la maladie, de même que la présence d'une véritable polypose ;

- enfin les anticorps anti-pseudomonas sont retrouvés à un taux anormalement élevé chez 8 de nos patients sur 13. Ces anticorps sont le témoin d'une infection chronique à pseudomonas, exceptionnelle dans la population habituelle d'hommes jeunes et par contre fréquente chez les patients atteints de mucoviscidose dont les muqueuses bronchiques et sinusiennes offrent un tropisme particulier pour le pseudomonas ;

- en revanche, chez aucun de nos 13 patients ACD, nous n'avons observé d'anomalie pancréatique ou de diabète.

Comment peut-on actuellement envisager les risques génétiques de l'aplasie congénitale du déférent ?

Evoquer le diagnostic de mucoviscidose chez les sujets ACD, candidats à une technique de procréation médicalement assistée pour le traitement de leur infertilité, pose le problème de la transmission potentielle d'une maladie génétique grave.

Quelle attitude proposer compte-tenu des connaissances actuelles ?

Il est incontestablement licite et même indispensable de réaliser une étude de l'ADN à la recherche des principales mutations et un test à la sueur et si possible, un bilan clinique un peu plus affiné tel que nous le réalisons actuellement pour cerner au plus près la suspicion du diagnostic. L'étude de l'ADN doit être également réalisée chez la conjointe ;

• si le propositus est double hétérozygote, ou si le test à la sueur est positif, le diagnostic de mucoviscidose peut être considéré comme acquis et le risque de transmission de la maladie à la descendance dépend du génotype de la conjointe :

- si la conjointe est porteuse hétérozygote d'une mutation (je rappelle que c'est 4 % des cas), le risque de transmission est de 1 sur 2,

- si aucune mutation n'est identifiée chez la conjointe, le risque est extrêmement faible, mais non nul (du fait d'une possible mutation non détectée) ;

• si le propositus est hétérozygote (et non plus double hétérozygote) le diagnostic de mucoviscidose est probable et justifie de rechercher d'autres arguments dans ce sens, en réalisant une recherche de sinusite, un dosage d'anticorps anti-pseudomonas : si l'un ou l'autre de ces éléments est présent, la probabilité de diagnostic est assez forte et suggère (ou fait supposer) une deuxième mutation non détectée chez le propositus. En fonction de la génétique de la conjointe, les mêmes conclusions que précédemment s'appliquent ;

- si aucune mutation n'est détectée chez le propositus et si le test à la sueur est négatif, le diagnostic reste possible en fonction de critères associés, mais le risque ne peut pas être chiffré en fonction des connaissances actuelles.

Au total, l'aplasie congénitale du déférent apparaît bien dans la majorité des cas (voire la totalité, ce que nous saurons beaucoup plus tard) comme une forme atténuée de mucoviscidose, ce qui pose la question complémentaire à laquelle il est difficile de répondre : quel est pour ces jeunes hommes stériles, venant demander un traitement de leur stérilité, leur propre pronostic évolutif en regard de la mucoviscidose ?

Pour le moment, il n'est pas possible de fournir une réponse précise, mais la prudence reste de mise même en l'absence actuelle de manifestation respiratoire : on connaît en effet des patients qui ont évolué tardivement vers une insuffisance respiratoire sévère : nous pouvons faire état de deux patients, ayant consulté pour bilan de stérilité à une époque, dont la mucoviscidose apparue plus tard n'a été diagnostiquée respectivement qu'à l'âge de 27 et 35 ans et qui ont ainsi évolué vers une insuffisance respiratoire sévère. ●

RÉFÉRENCES BIBLIOGRAPHIQUES

[1] TEMPLE-SMITH P.D., SOUTHWICK G.J., YATES C.A., TROUNSON A.O., DE KRETSER D.M. : Human pregnancy by in vitro fertilization (IVF). Using sperm aspirated from the epididymis. J. of *in vitro* Fertil Embryo Transfer, 1985, 2, 119-122.

[2] BEDFORD J.M., CALVIN H., COOPER G.W. : The maturation of spermatozoa in the human epididymis. J. Reprod. Fertil. (Suppl), 1973, 18, 199-213.

[3] JEQUIER A.M., CUMMINS J.M., GEARON C., APTED S.L., YOVICH J.M., YOVICH J.L. : A pregnancy achieved using sperm from the epididymal caput in idiopathic obstructive azoospermia. Fertil. Steril., 1990, 53, 1104-1105.

[4] SILBER S.J., BALMACEDA J., BORRERO C., ORD T., ASCH R. : Pregnancy with sperm aspiration from the proximal head of the epididymis : a new treatment for congenital absence of the vas deferens. Fertil. Steril., 1988, 50, 525-528.

[5] MATHIEU C., GUERIN J.F., COGNAT M., LEJEUNE H., PINATEL M.C. et LORNAGE J. : Motility and fertilizing capacity of epididymal human spermatozoa in normal and pathological cases. Fertil. Steril., 1992, 57, 871-876.

[6] COGNAT M., ZAROUKIAN A., GUERIN J.F., PINATEL M.C., MATHIEU C. : Grossesses après fécondation avec sperme épididymaire. Presse Médicale, 1990, 10, 1983.

[7] ANGUIANO A., OATES R., AMOS J., DEAN M., GERRARD B., STEWART C;, MAHER T., WHITE M. and MILUNSKY A. : Congenital bilateral absence of the vas deferens : a primarily genital form of cystic fibrosis. J.A.M.A., 1991, 267, 1794-1797.

[8] HOLSCLAW D.S., PERLMUTTER A.D., JOCKIN H., SCHWACHMAN H. : Genital abnormalities in male patients with cystic fibrosis. J. Urol, 1971, 106, 568-574.

[9] GOSSENS M., FANENE P., COSTES B., GHANEM N. : Le gène de la mucoviscidose, son produit la protéine CFTR et ses mutations. Bull. Acad. Natle. Méd., 1993, 177, 371-381.

[10] RIODAN J., ROMMENS J., KEREM B. et al. : Identification of the cystic fibrosis gene : cloning and characterization of complementary DNA. Science, 1989, 245, 1066-1073.

[11] DEAN M., WHITE M.B., AMOS J. et al. : Multiple mutations in highly conserved residues are found in mildly affected cystic fibrosis patients. Cell, 1990, 61, 863-870.

[12] GERVAIS R., DUMUR V., RIGOT J.M., LAFITTE J.J., ROUSSEL P., CLAUSTRES M., DEMAILLE J., : High frequency of the R117H cystic fibrosis mutation in patients with congenital absence of the vas deferens. New England Journal of Medicine, 1993, 328 : 446-447.

[13] DUMUR V., GERVAIS R., RIGOT J.M., LAFITTE J.J., MANOUVRIER S., BISERTE J., MAZEMAN E. and ROUSSEL P. : Abnormal distribution of CFdelta F508 allele in azoospermic men with congenital aplasia of epididymis and vas deferens. Lancet, 1990, 336, 512.

[14] BEY-OMAR F., CALEMARD L., COGNAT M., LEJEUNE H., ROLLET J. and MOREL Y. : L'agénésie vésiculo-déférentielle est-elle une forme non classique de mucoviscidose ? 4e Assises Françaises de la Mucoviscidose 1993, Marseille, 21-22 janvier 1993, poster 12.

[15] PATRIZIO P., ASCH R. : Etiology of congenital aplasia of vas deferens : genetic study of three generations : Human Reproduction, 1993, 8, 215-220.

LE CHOIX DU SEXE DU SPERMATOZOIDE

Charles THIBAULT*

INTRODUCTION

Depuis toujours l'homme a cherché à intervenir sur le sexe de l'enfant à venir par les méthodes les plus fantaisistes, dont la dernière en date est celle des régimes alimentaires garçons et des régimes filles. Après des périodes de grande excitation, toutes ces "techniques" tombent dans l'oubli ou suivent des cycles d'oubli et de résurgence. Les articles parus répétitivement dans *"Science et Vie"* (mai 1992 et avril 1993) sont des exemples de relance concernant l'influence du régime alimentaire quand l'intérêt faiblit. Une liste exhaustive de toutes ces "tentatives" de maîtrise du sexe a été publiée par LEVIN en 1987 [7].

Rappelons que chez les mammifères, quels que soient les facteurs de l'environnement, l'orientation vers l'un ou l'autre sexe dépend exclusivement de gènes portés par les chromosomes sexuels X et Y. Il n'existe pas comme chez beaucoup d'autres vertébrés, une plasticité du sexe vis-à-vis de facteurs tels que la température d'incubation (tortues et d'autres reptiles ; même des poissons), la place dans la hiérarchie sociale (changement de sexe du second quand le dominant disparaît chez des poissons), l'action définitive sur la gonade du stéroïde sexuel du sexe opposé à celui du génome (des poissons aux oiseaux). Choisir le sexe chez les mammifères, c'est donc choisir le spermatozoïde porteur du chromosome X ou du chromosome Y, ou trier les zygotes.

1. BASES MOLÉCULAIRES DU CHOIX DU SEXE DU ZYGOTE

Il existe des séquences spécifiques de nucléotides du chromosome Y et du chromosome X, en particulier les séquences répétitives de l'extrémité du bras long du chromosome Y, ou de la région centromérique du chromosome X. Ces séquences spécifiques sont reconnues après amplification, grâce à des sondes moléculaires. Cette technique (diagnostic préimplantatoire) est entrée dans la pratique de l'élevage bovin avec une fiabilité de 97 % car il est possible de prélever par biopsie une dizaine de cellules en opérant au stade blastocyste. Ce n'est pas le cas pour le zygote humain pour lequel les tentatives faites au stade morula ne permettent que de prélever 1 ou 2 blastomères [15].

On peut également mettre à profit des caractéristiques métaboliques ou immunologiques différentes entre embryons mâles et embryons femelles résultant de l'expression de gènes portés par les chromosomes sexuels. Citons :

* INRA, 78352 Jouy en Josas Cedex.

- la vitesse de segmentation plus rapide de l'embryon mâle (tableau I) ;
- l'activité plus importante d'une enzyme portée par le chromosome X dans l'embryon femelle puisqu'il possède 2 X ;
- l'arrêt du développement *in vitro* des embryons mâles (morulas) en présence d'anticorps mâle spécifique (bovin, caprin, rat, souris, lapin) [3].

TABLEAU I

Espèces	Nombre embryons	Après culture sexe des blastocystes selon leur développement (en %)			
Bovin*		Petits blastocystes		Blastocystes éclos	
		mâle	femelle	mâle	femelle
	58	33	66		
	54			72	28
Souris**		Apparus les premiers		Apparus les derniers	
		mâle	femelle	mâle	femelle
	236	71	29	20	80

(Contrôle en fin de culture par caryotype, XU et al, (1992) Mol. Reprod. Develop., 31, 249-252.*
*** Sexe contrôlé à la naissance, Tsunoda et al, (1985), Gam. Res., 12, 301-304).*

2. LES MÉTHODES DE SÉLECTION DE SPERMATOZOIDES X OU Y

Pour parvenir à trier les spermatozoïdes X et Y, il faut mettre en œuvre des techniques fiables de biologie moléculaire associées à des techniques physiques performantes.

Alors que les autosomes paternels et maternels forment des paires homologues, les chromosomes sexuels X et Y, sont obligatoirement différents et doivent le rester tout au long des divisions cellulaires. Cette différence entre X et Y concerne le contenu en ADN et la taille, plus faibles pour le chromosome Y car, contrairement à l'X, l'Y porte peu de gènes.

TABLEAU II

Méthodes d'enrichissement utilisées	Enrichis en		Cytométrie de flux % de spermatozoïdes X réellement présents	
Centrifugation à contre courant	X		49.9	
		Y		50.3
Mobilité dans gradient d'albumine		Y		49.3
Séparation dans un gradient de Percoll à 12 niveaux	X		50.6	
Champ électrique	X		49.0	
		Y		48.5
Antigène spécifique mâle (H-Y)*	X		53.0	
		Y		49.0

(D'après Pinkel et al, (1985) J. Anim. Sci., 60, 1303-1307). Hendriksen P.J.M. et al (1993) ont confirmé que des anticorps monoclonaux dirigés contre l'antigène HY ne se fixaient pas significativement plus sur les spermatozoïdes Y que sur les spermatozoïdes X. Mol. Reprod. Develop., 35, 189-196.

Les interventions sur le spermatozoïde pour favoriser la fécondation dans le sens souhaité ont donné lieu à de très nombreuses publications basées sur la présence de l'antigène HY ou sur la vitesse de déplacement sous des contraintes physiques diverses (champ électrique, centrifugation différentielle, milieu visqueux). Il ne sert à rien de retourner à cette abondante littérature car, comme le montre le tableau II, aucune de ces méthodes ne permet l'enrichissement en spermatozoïdes X ou Y. Quand ces spermes prétendument “enrichis” sont testés par cytométrie de flux qui est, comme nous allons le voir, la seule méthode rationnelle et fiable, il n'y a en réalité aucune sélection.

3. LA CYTOMÉTRIE DE FLUX : PRINCIPE

La méthode de séparation, appelée cytométrie de flux, a été proposée en 1983 par GARNER et al. [5]. Elle consiste à trier des cellules à partir de leur taille ou de leur forme (différents types de leucocytes, de populations bactériennes, etc.). Les cellules sont introduites dans un flux liquide qui les oblige à passer individuellement devant un micro-faisceau lumineux. Selon leur taille ou leur forme, des modifications sont apportées au faisceau lumineux, (incident ou réfracté). De plus, la possibilité de marquer des cellules morphologiquement identiques par des colorants ou des anticorps fluorescents permet de trier ces cellules sur leurs caractéristiques moléculaires : teneur en ADN, activité enzymatique, état des membranes, etc. [voir 4, 5, 6].

3.1 Application au sexage des spermatozoïdes

L'application de cette méthode au choix du sexe du spermatozoïde s'appuie sur le fait qu'il existe une différence de quantité d'ADN entre les deux chromosomes sexuels, ce qui a également comme conséquence une différence de masse et une différence de taille. Le spermatozoïde porteur de X est plus lourd et contient plus d'ADN que s'il porte un chromosome Y (tableau III).

La différence de masse et de taille relativement faible (≤ 1 %), compte tenu des autres composants cellulaires, ne permet pas une séparation. Par contre, la différence de teneur en ADN le permet. Pratiquement, les spermatozoïdes sont mis en présence d'un “colorant” fluorescent qui se fixe spécifiquement à l'ADN et qui n'est pas toxique (Hoechst 33342, 33258). Comme l'intensité de fluorescence dépend de la quantité d'ADN, on peut reconnaître le sexe des spermatozoïdes. Pour cela, les spermatozoïdes passent un à un devant un

TABLEAU III

Espèces	Différences de quantité d'ADN : X-Y (%)
Campagnol de l'Orégon	12,5
Chinchilla	7,5
Bélier	4,2-4,8
Taureau	3,9
Verrat	3,7
Lapin	3,0
Homme	3,0

(D'après Johnson L.A., 1987, Biol. Reprod. Suppl. 1, 100, p. 80 ; Johnson L.A., Clarke R.N., 1988, Gam. Res. 21, 335-343).

micro-faisceau de lumière de longueur d'onde excitatrice, provoquant la fluorescence du colorant de l'ADN. Selon l'intensité de la lumière émise par le spermatozoïde, il est dévié dans l'un des deux collecteurs par un champ électrique dont le sens dépend de l'intensité lumineuse [voir 4, page 216].

Comme les différences de teneur en ADN sont tout de même assez faibles (tableau III), il existe une zone de recouvrement ce qui ne permet pas d'espérer une séparation à 100 % (degrés de pureté entre 80 et 95 %) [7]. De plus, le tri est relativement lent (100 spermatozoïdes par seconde, soit environ 350 000 par heure), on dispose donc de peu de spermatozoïdes ce qui oblige, soit à des inséminations utérines ou mieux tubaires, soit à recourir à la fécondation *in vitro*.

En pratique n'ont été publiés, à ce jour, d'une manière détaillée, que les essais faits chez la lapine par insémination *in utero*, chez le porc par insémination à la base des trompes et chez la vache en FIV. Chez le lapin (tableau IV), le sex-ratio des jeunes nés est nettement déplacé dans les sens prévus. Mais par insémination intra-utérine, la fertilité globale est faible : moins d'un tiers des lapines inséminées ont mis bas (13 sur 47). Le nombre moyen de jeunes par portée est moitié (4/8) de celui des portées normales [8]. Chez le porc (tableau V) le déplacement du sex-ratio est moins marqué mais la taille des portées reste normale [9].

Chez les bovins, vu le faible nombre de spermatozoïdes disponibles, les résultats de la fécondation *in vitro* sont les plus convaincants. Neuf vaches ont reçu chacune deux embryons sexés ; 4 ont conduit une gestation à terme. Les 3 veaux mâles et 3 veaux femelles qui sont nés étaient du sexe prévu [10]. Il n'existe pas à ma connaissance d'application chez l'homme.

TABLEAU IV **(Lapin)**

Traitements	**Nombre de jeunes nés**	**Pourcentages de jeunes selon le sexe**			
		prévus		**réels**	
		mâle	**femelle**	**mâle**	**femelle**
Sélection Y	21	81	19	81	19
Sélection X	16	14	86	6	94
Mélange X + Y	14	50	50	43	57

TABLEAU V **(Porc)**

Traitements	**Nombre de porcelets nés**	**Taille moyenne des portées**	**Pourcentages de jeunes selon le sexe**			
			prévus		**réels**	
			mâle	**femelle**	**mâle**	**femelle**
Sélection Y	37	9.3	77	23	68	32
Sélection X	34	6.8	20	80	26	74
Mélange X + Y	46	9.2	50	50	52	48

3.2 Autres applications au spermatozoïde de la cytométrie de flux

Cette méthode est applicable à d'autres objectifs de sélection des spermatozoïdes.

3.2.1 Translocation

Un bel exemple est la détection d'une translocation 1 p- ; 20 q chez le bélier [1]. Quand elle est déséquilibrée, la différence de contenu en ADN est de 2,45 %. Elle est suffisante pour permettre une sélection. La cytométrie de flux montre l'existence de 5 pics. Le premier correspond à des spermatozoïdes Y porteurs d'une translocation déséquilibrée (1 p- ; 20) ; le second à Y normal ou à Y à translocation équilibrée (1 p- ; 20 q+), le troisième à l'ensemble des chromosomes Y à teneur en ADN augmentée (1 p- ; 20 q +) et des chromosomes X à teneur diminuée (1 p- ; 20) ; le quatrième à l'X normal ou équilibré et le cinquième à l'X non balancé, porteur de 1 p ; 20 q+. Il est donc possible de connaître par l'analyse cytométrique des spermatozoïdes, si un mâle est porteur d'une translocation, donc, dans les élevages de les éliminer pour la reproduction [11].

3.2.2 Etat de surface ; réaction acrosomique

Le pourcentage de spermatozoïdes montrant la perte spontanée de l'acrosome (réaction acrosomique) est un paramètre important d'appréciation des spermatozoïdes avant et après capacitation. Les protéines de la membrane spermatique possèdent des chaînes glycosylées (glucose, fucose, acide sialique, glucosaminoglycanes,...) sur lesquelles peuvent se fixer des agglutinines extraites de plantes (= phytoagglutinines ou lectines). Si ces lectines sont fixées à une fluorescéine, on peut en cytométrie de flux trier les spermatozoïdes intacts et ceux qui ont effectué leur réaction acrosomique et ainsi apprécier l'efficacité de la capacitation [12].

3.2.3 Activité métabolique du spermatozoïde

La cytométrie de flux permet d'établir rapidement et automatiquement le pourcentage de spermatozoïdes morts et vivants après coloration vitale et d'obtenir une fraction enrichie en spermatozoïdes vivants. Elle peut permettre également d'apprécier l'activité métabolique dans la mesure ou existent des colorants spécifiques d'activité enzymatique ou de structures impliquées dans l'activité respiratoire et la mobilité, telles les mitochondries. C'est le cas de la rhodamine 123, colorant fluorescent, qui présente une charge positive lui permettant de pénétrer spécifiquement à travers la membrane des mitochondries des cellules vivantes. Plus le potentiel de membrane de la mitochondrie est élevé plus la pénétration de la rhodamine 123 est importante. Or, quelques exemples plaident en faveur d'une relation entre le niveau du potentiel de membrane et l'activité mitochondriale (cellules du muscle cardiaque, fibroblastes migrant à la périphérie des explants en culture, cellules épithéliales à la bordure réparatrice d'une blessure, élévation de la synthèse intramitochondriale d'ATP) [13]. Ces observations ont conduit à proposer une méthode de séparation de spermatozoïdes humains à forte mobilité basée sur l'intensité de fluorescence de la rhodamine 123 [14]. Dans l'état actuel, cette technique ne discrimine significativement une population à haute motilité que pour les spermes non sélectionnés par les méthodes classiques (swim-up ; gradient de percoll ; centrifugation). Si les spermatozoïdes ont déjà été présélectionnés, une amélioration est observée mais elle n'atteint pas le seuil de signification [14].

CONCLUSIONS

La sélection du sexe du spermatozoïde fécondant a fait l'objet de nombreuses approches expérimentales. Jusqu'à présent seule la cytométrie de flux, en prenant comme critère la teneur en ADN plus faible dans le chromosome Y que dans le chromosome X, permet cette sélection avec une efficacité qui peut dépasser 90 %. Elle a été expérimentée avec un succès limité chez quelques mammifères domestiques. La forme irrégulière du noyau du spermatozoïde humain et la faible différence en ADN selon que le spermatozoïde est porteur de X ou de Y ne permettent pas d'envisager l'application à l'espèce humaine.

Des améliorations techniques sont donc nécessaires.

Au niveau du spermatozoïde, jusqu'à présent seule une décondensation partielle de la chromatine nucléaire, par des réducteurs des ponts disulfures permet un tri avec une efficacité de 100 %, mais au détriment de la vie des spermatozoïdes. On peut penser que des sondes moléculaires ou des anticorps spécifiques de Y ou de X permettraient d'arriver à un tri sans faute.

Au niveau de l'appareillage, il y a peu d'espoir d'amélioration car le faible nombre de spermatozoïdes utilisable tient plus à la faible différence entre spermatozoïdes, qui conduit à en éliminer beaucoup pour que le tri soit efficace, plutôt qu'à une vitesse de tri insuffisante puisqu'elle atteint près de 1 000 cellules par seconde. Cependant, telle quelle, la cytométrie de flux permet de trier des spermatozoïdes porteurs de translocations autosomales ; elle peut permettre d'éliminer les spermatozoïdes disomiques (XX, YY ou XY = 0,7 %) et bien évidemment les spermatozoïdes diploïdes (0,6 %) ou tétraploïdes (0,05 %). Dans la mesure où la fécondation intracytoplasmique par une seul spermatozoïde permet d'utiliser des spermes oligo-asthénospermiques, on peut penser utiliser la cytométrie de flux pour permettre un choix plus raffiné du spermatozoïde à injecter mais dans cet esprit la cytométrie en couche mince est probablement plus prometteuse car elle permet à la fois de voir le spermatozoïde et de connaître sa teneur en ADN. ●

RÉFÉRENCES BIBLIOGRAPHIQUES

[1] LEVIN R.J. (1987). Human sex pre-selection. Oxf. Rev. Reprod. Biol., 9, 161-191.

[2] MUNNE et al, (1993). A fast and efficient method for a simultaneous X and Y in situ hybridization of human blastomeres. J. Assis. Reprod. Genet., 10, 82-90.

[3] UTSUMI et al, (1993). Embryo sex selection by a rat male-specific antibody and the cytogenetic and developmental confirmation in cattle embryos. Mol. Reprod. Develop. ; 34, 25-32.

[4] COTINOT et al (1991). Le déterminisme du sexe : son contrôle génétique. 209-220, In "La reproduction chez les mammifères et l'homme". THIBAULT C., LEVASSEUR M-Cl. Eds, Ellipses, Paris.

[5] GARNER et al, (1983). Quantification of the X- and Y- chromosome-bearing spermatozoa of domestic animals by flow cytometry. Biol. Reprod., 28, 312-321.

[6] ALLMAN R. (1993). Flow cytometry : principles and applications. Proceed. Roy. Microsc. Soc., 28, 45-54.

[7] JOHNSON L.A., (1988). Flow cytometric determination of sperm sex ratio in semen purportedly enriched for X or Y bearing sperm. Theriogenology, 29, 265.

[8] JOHNSON L.A. et al, (1989). Sex pre-selection in rabbits : live births from X and Y spermatozoa separated by DNA and cell sorting. Biol. Reprod., 41, 199-203.

[9] JOHNSON L.A. (1991). Sex pre-selection in swine : altered sex ratios in offsprings following surgical insemination of flow sorted X- and Y- bearing sperm. Reprod. Dom. Anim, 26, 309-314.

[10] CRAN et al (1993). Production of bovine calves following speration of X- and Y- chromosome bearing sperm and in vitro fertilization. Vet. Rec., 40-41.

[11] LEVALSKI H. et al, (1993) Cytogenet. Cell Genet. 64, 286-291.

[12] TAO J. et al, (1993). Evaluation of mouse acrosomal status and viability by flow cytometry. Mol. Reprod. Develop., 36, 183-194.

[13] JOHNSON L.V. et al, (1981). Monitoring of relative mitochondrial membrane potential in living cells by fluorescence microscopy. J. Cell Biol., 88, 526-535.

[14] AUGER J. et al, (1993). Flow cytometry sorting of living, highly motile human spermatozoa based on evaluation of their mitochondrial activity. J. Histoch. Cytoch., 41, 1247-1251.
[15] MUNNE et alii (1993). A fast and efficient method for a simultaneous X and Y *in situ* hybridization of human blastomeres. J. Assis. Reprod. Genet., 10-82-90.

LE DIAGNOSTIC PRÉIMPLANTATOIRE

J. SELVA et R. FRYDMAN

Les années 70 puis 80 ont vu le développement du diagnostic anténatal des pathologies fœtales lié au progrès des techniques de prélèvement et d'analyse des cellules ou liquides fœtaux (liquide amniotique, sang fœtal puis trophoblaste). En cas d'atteinte fœtale la seule solution était d'interrompre la grossesse ou de la continuer en sachant le fœtus atteint.

Parallèlement, la fécondation *in vitro* se développait donnant accès à l'embryon humain. La mise au point des techniques de biologie moléculaire n'utilisant qu'une petite quantité de "matériel" à analyser (1 cellule) a permis d'envisager le développement du diagnostic préimplantatoire, c'est-à-dire du diagnostic des anomalies embryonnaires avant l'implantation. Dans cette hypothèse seuls les embryons indemmes seront transférés [7, 15].

1. LES OBJECTIFS DU DIAGNOSTIC PRÉIMPLANTATOIRE

Il y a 2 façons de considérer le diagnostic préimplantatoire :

La plus fréquente fait du diagnostic préimplantatoire un simple prolongement du diagnostic anténatal : après l'amniocentèse pratiquée à partir de la 14e semaine d'aménorrhée, après la biopsie de trophoblaste pratiquée à 10-12 semaines d'aménorrhée, le diagnostic préimplantatoire s'intéressant aux mêmes pathologies serait pratiqué 2 à 3 jours après la fécondation.

Un autre objectif pour le diagnostic préimplantatoire pourrait être le diagnostic de viabilité embryonnaire évitant le transfert simultané de plusieurs embryons et donc le risque de grossesse multiple qui en résulte. Il s'agirait de reconnaître l'embryon qui a les meilleures chances de s'implanter et de ne transférer que celui-là. Dans ce domaine les méthodes restent encore largement à mettre au point. La culture des embryons avant l'implantation surtout lorsqu'elle est allongée et pratiquée sur tapis cellulaire (coculture) tente de répondre à cet objectif par un test de viabilité en culture. En fait, jusqu'à présent c'est essentiellement le premier objectif, diagnostic ultraprécoce des maladies génétiques qui a été abordé.

2. LES MÉTHODES UTILISÉES

Il faudra tout d'abord collecter les embryons puis les analyser et nous distinguerons 2 types de méthodes : les méthodes invasives et non invasives.

A. Collection des embryons

La fécondation *in vitro* est la méthode la plus utilisée mais elle implique des moyens importants (stimulation de l'ovulation, recueil des ovocytes). Une alternative pourrait être la collection des embryons par lavage utérin comme cela avait été proposé pour le don d'embryon [4], le risque étant bien sûr que ce lavage soit incomplet ou conduise les embryons dans la trompe. On imagine facilement que dans une situation à risque génétique grave l'implantation d'un embryon non détecté donc non analysé n'est pas admissible. La fiabilité de ce type de méthode doit donc être confirmée.

B. Diagnostic des anomalies de l'embryon

Diagnostic non invasif

L'observation morphologique simple des embryons retenant leur vitesse de clivage, les fragmentations et l'aspect des noyaux est couramment pratiquée.

L'estimation de l'épaisseur de la zone pellucide ainsi que l'examen des anomalies plus fines en utilisant les possibilités actuelles des techniques d'analyse d'image pourraient peut être permettre d'estimer avec plus de fiabilité les chances de survie d'un embryon.

De même, l'intérêt potentiel de marqueurs biochimiques de viabilité embryonnaire est évident [12, 13].

Une autre voie d'approche a été celle du diagnostic non invasif d'activité enzymatique de certaines maladies métaboliques comme le déficit en HGPRT. Malheureusement le métabolisme embryonnaire précoce étant sous la dépendance des ARN messagers maternels, et ne correspondant pas à une expression du génome embryonnaire, ces techniques n'ont donné à l'heure actuelle que peu de résultats.

Diagnostic invasif - Micromanipulations

Il s'agit de biopser une cellule ou plus au stade 4 ou 8 cellules ou blastocyste. Au stade 4 cellules, une cellule peut être biopsée, au stade 8 cellules, 2 cellules et au stade blastocyste plusieurs cellules peuvent être prélevées. Sous contrôle de la vue au microscope inversé, l'embryon est maintenu par une micropipette de contention (diamètre externe 120 microns, diamètre interne 30 microns) tandis que la zone pellucide est dissoute par une solution de tyrode acide puis la biopsie est effectuée à l'aide d'une pipette de récolte (diamètre 30 à 40 microns).

Le temps suivant est celui de l'analyse génétique. Schématiquement 3 méthodes sont envisageables : le caryotype à la recherche des anomalies chromosomiques mais il est alors nécessaire d'obtenir un développement du blastomère isolé jusqu'au stade de la division cellulaire, l'hybridation *in situ* qui permet de détecter les aneuploïdies sur des noyaux interphasiques, donc sans culture préalable, enfin la technique dite de PCR (Polymerase Chain Reaction) qui permet de détecter les déficits géniques à partir de très petites quantités d'ADN.

Les deux dernières techniques sont les plus utilisées. L'hybridation *in situ* [3] s'effectue sur un matériel fixé sur lame et va permettre de reconnaître sur la cellule, dont la morphologie est conservée, la présence ou l'absence de séquence ADN complémentaire de la sonde utilisée. On utilise un ADN marqué qui après hybridation émettra un signal fluorescent soit directement soit par l'intermédiaire d'une réaction immunologique. Le signal est lu sur la cellule au microscope à fluorescence. En pratique, il est actuellement ainsi possible d'identifier la présence d'un ou plusieurs chromosomes 13, 18, X, Y et plus difficilement 21. L'utilisation de plusieurs sondes avec des signaux de différentes couleurs permet la détection simultanée des aneuploïdies les plus fréquentes.

La technique dite de PCR [2] permet à partir d'amorces et grâce essentiellement à l'action d'une enzyme, l'ADN polymérase, d'amplifier une séquence d'ADN donnée. L'ADN pourra ensuite être analysé à la recherche d'une mutation (ΔF 508 dans le cas de la mucoviscidose par exemple) présente dans la zone amplifiée.

3. LES RÉSULTATS

Actuellement les diagnostics faits en clinique concernent tout d'abord le diagnostic de sexe pour les maladies liées à l'X, les garçons risquant d'être atteints. Deux techniques sont utilisées, soit la PCR [6, 8] soit plutôt actuellement l'hybridation *in situ* [5]. L'autre application essentielle concerne la mucoviscidose [9] à l'aide de la PCR.

Actuellement moins de 20 enfants sont nés après diagnostic préimplantatoire mais la méthode se développe dans quelques centres.

4. LES CRITÈRES D'ÉVALUATION DE LA MÉTHODE

Cette méthode dont la mise au point n'est que très récente et incomplète doit être évaluée sur matériel animal (la souris la plus souvent utilisée) et humain.

La faisabilité

Elle paraît excellente pour l'hybridation *in situ* comme pour la PCR, elle n'est que de 50 % pour le caryotype.

La fiabilité

La fiabilité pose davantage de problèmes.

Le risque essentiel de la PCR est la contamination, d'autant plus importante que le nombre de cycles d'amplification est élevé, ou le défaut d'amplification. Les contaminations peuvent provenir des spermatozoïdes ou des contaminants extérieurs. De nombreuses techniques sont en mise au point pour contrôler la fiabilité de la PCR [2].

Le risque de l'hybridation *in situ* est le défaut d'hybridation (nécessité de lames contrôles) et le bruit de fond créant des signaux artéfactuels gênant l'interprétation. Selon les auteurs, les taux de succès sur blastomères varient entre 75 et 95 % pour une sonde performante.

La fiabilité du caryotype des blastomères se heurte aux risques techniques (perte artefactuelle de chromosomes) mais aussi aux anomalies embryonnaires elles-mêmes lorsqu'elles sont mosaïques (un blastomère ne représente pas le caryotype de l'ensemble). Les mosaïques constituent donc le principal obstacle au diagnostic préimplantatoire cytogénétique.

La toxicité

Les résultats sont à ce niveau rassurants ; et les possibilités de régulation après biopsie paraissent excellentes, le développement morphologique embryonnaire est satisfaisant, [10-11] le taux d'implantation est bon après biopsie et aucune anomalie particulière n'a été constatée dans la descendance. Il semble cependant nécessaire de compléter la surveillance clinique par des études génétiques plus fines qui pourraient être conduites chez l'animal.

5. LES INDICATIONS DU DIAGNOSTIC PRÉIMPLANTATOIRE

Elles relèvent de différentes situations.

Un couple infertile peut demander simultanément une fécondation *in vitro* pour traitement de l'infertilité, et un diagnostic anténatal pour risque génétique. Le diagnostic préimplantatoire paraîtrait une bonne solution.

La demande de diagnostic préimplantatoire pour un couple fertile se fait habituellement dans les situations suivantes :

• ***les familles à désastre génétique***

Il s'agit de drames humains importants : par exemple plusieurs fausses couches, 2 interruptions de grossesse ou le décès d'un enfant peuvent conduire les couples à refuser de prendre le risque d'une nouvelle Interruption Médicale de grossesse (IMG). Ils demanderaient donc un diagnostic préimplantatoire ;

• le groupe des risques de maladies dominantes (risque 50 %) à expression variable (le parent peut être faiblement atteint et le fœtus beaucoup plus gravement) paraît être une bonne indication, le parent porteur supportant mal d'interrompre une grossesse alors que le fœtus porte le même gène que lui.

Enfin certains couples refusent les interruptions de grossesse pour des raisons éthiques et lui préfèrent le diagnostic préimplantatoire.

Au total on peut estimer *a priori* la demande de la façon suivante.

Il y a environ 2 % de malformations à la naissance : parmi celles-ci 7 % sont génétiques et reproductibles. Parmi celles-ci, les couples qui voudraient une autre grossesse, et qui plus est, ne voudraient pas de diagnostic prénatal classique, constitueraient une indication au diagnostic préimplantatoire. Le recours à ces techniques sera limité par les taux de réussite encore faibles de la fécondation *in vitro* et les contraintes de la méthode.

4. ASPECT ÉTHIQUE ET JURIDIQUE

Le diagnostic préimplantatoire suscite actuellement un débat éthique et juridique important. Le risque de dérapage vers l'eugénisme conduit certains à le refuser globalement et totalement. Ce débat se situe en France dans un vide juridique. Quel avis éthique ou juridique solliciter exactement ? La réponse n'est pas encore claire. Les problèmes éthiques aussi bien que techniques, en terme de fiabilité, ont conduit certains [14] à proposer un diagnostic préconceptionnel sur globule polaire avant la fécondation. Cependant ce diagnostic ne concernerait que l'ovocyte mais poserait moins de problèmes éthiques.

Nous pensons que le diagnostic préimplantatoire est envisageable pour un petit nombre d'indications restreintes concernant des handicaps graves. Un petit nombre de centres suffira à répondre à la demande si de telles indications sont respectées. Enfin une évaluation de la méthode et une surveillance particulière des grossesses seront indispensables. ●

RÉFÉRENCES

[1] BERGERE M., SELVA J., MARTIN B., WOLF J.-P., JOUANNET P., OLIVENNES F., FRYDMAN R., HUGUES J.-N., TANBOISE A., AUROUX M. : Chromosome 18 analysis in human infertilized oocyte and in human isolated blastomere by fluorescence in situ hybridization (fish). Journal of assisted Reproduction and Genetics, 10:6, (supplément) 173, 1993.

[2] CHONG S.S., KRISTJANSSON K., COTA J., HANDYSIDE A.H., HUGHES M.R. : Preimplantation prevention of X-linked disease : reliable and rapid sex determination of single human cells by restriction analysis of simultaneously amplified ZFX and ZFY sequences. Human Molecular Genetics, 2:1187-1191, 1993.

[3] DELHANTY J.D.A., GRIFFIN D.K., HANDYSIDE A.H., HARPER J., ATKINSON G.H.G., PIETERS M.H.E.C., WINSTON R.M.L. : Detection of aneuploidy and chromosomal mosaicism in human embryos during preimplantation sex determination by fluorescent in situ hybridization (fish). Human Molecular Genetics, 2:1183-1185, 1993.

[4] FORMIGLI L., ROCCIO C., BELOTTI G., STANGALINI A., COGLITORE M.T., and FORMIGLI G. : Non surgical flushing of the uterus for preembryo recovery : possible clinical application. Human Reproduction, 329,335, 1990.

[5] GRIFFIN D.K., WILTON L.J., HANDYSIDE A.H., HATKINSON G.G., WINSTON R.M.L., DELHANTY D.A. : Diagnosis of sex in preimplantation embryos by fluorescent in situ hydridisation. British Medical Journal, 306: 1382, 1993.

[6] HANDYSIDE A., PATTINSON J.K., PENKETH J.R.A., DELHANTY J.D.A., WINSTON R.M.L., TUDDENHAM E.G.D. : Biopsy of human preimplantation embryos and sexing by DNA amplification. Loncet, 1989-1-8634, 347-349.

[7] HANDYSIDE A.H. : Diagnosis of inherited disease before implantation. Reproductive Medecine Review 2:51-61, 1993.

[8] HANDYSIDE A.H., KONTOGIANNI E.H., HANDY K., WINSTON R.M.L. : Pregnancies from biopsied human preimplantation embryos sexed by Y-specific DNA amplification. Nature, 344: 768-770, 1990.

[9] HANDYSIDE A.H., LESKO J.G., TARIN J.J., WINSTON R.M.L., HUGHES M.R. : Birth of a normal girl after in vitro fertilization and preimplantation diagnostic testing for cystic fibrosis. New England Journal of Medecine 327:905-909, 1992.

[10] HANDYSIDE A.H., DELHANTY J.D.A. : Cleavage stage biopsy of human embryos and diagnosis of X chromosome-linked recessive disease. In Preconception and Preimplantation diagnosis of Human Genetic Disease Edited by R.G. Edwards Cambridge University Press. 239-270, 1993.

[11] KRZYMINSKA U.B., LUTJEN J., O'NEILL C. : Assessment of the viability and pregnancy potential of mouse embryos biopsied at different preimplantation stages of development : Human Reproduction 5: 203-208, 1990.

[12] LEESE H.J.: Analysis of embryos by non-invasive methods. Human Reproduction, 2: 37-40, 1987.

[13] LEESE H.J., EDWARDS R.G. : The potential for preimplantation diagnosis by non-invasive or semi-invasive methods. In Preconception and Preimplantation diagnosis of Human Genetic Disease. Edited by R.G. Edwards Cambridge University Press. 299-312, 1993.

[14] VEERLINSKY Y., STROM C.M. : Preconception diagnosis of polar bodies. In Preconception and Preimplantation diagnosis of Human Genetic Disease. Edited by R.G. Edwards Cambridge University Press. 233-239, 1993.

[15] WINSTON R.M.L., HANDYSIDE A.H. : New challenges in human in vitro fertilization. Science 260: 932-936, 1993.

ÉCLOSION EMBRYONNAIRE ASSISTÉE

F. OLIVENNES, M. BERGERE, M.-N. VIALLE, J. SELVA et R. FRYDMAN

De très nombreux progrès ont été effectués dans les différentes étapes de la fécondation *in vitro* depuis la naissance du premier enfant obtenu par cette méthode en 1978.

Si les taux de grossesse ont progressé régulièrement au fil des années, les taux d'implantation embryonnaire restent néanmoins bas. De nombreux facteurs peuvent être responsables de ces échecs d'implantation. Au premier rang de ces facteurs se trouvent les anomalies embryonnaires (30 % des embryons humains porteraient une anomalie chromosomique) mais l'étape de l'implantation qui implique des relations étroites entre l'embryon et l'endomètre est encore aujourd'hui mal connue, et pourtant cruciale. De très nombreux facteurs semblent influer sur la qualité embryonnaire, comme la qualité des ovocytes obtenus et les conditions de culture *in vitro* qui permettent, aujourd'hui, de cultiver les embryons pendant deux ou trois jours seulement. Le transfert dans l'utérus est de ce fait réalisé à un stade embryonnaire où, au cours des grossesses spontanées, l'embryon est situé dans la trompe. Cette asynchronie du transfert a conduit certaines équipes à développer des méthodes de coculture permettant ainsi d'obtenir des blastocystes et de réaliser un transfert plus proche de la physiologie.

En dehors de la coculture, très peu de techniques de laboratoire sont destinées à tenter d'augmenter l'implantation embryonnaire. C'est en 1989 que Jack Cohen et collaborateurs [1] ont évoqué la possibilité d'une altération des phénomènes d'éclosion embryonnaire pour expliquer un certain nombre d'échecs d'implantation. En effet, pendant le développement embryonnaire jusqu'au stade de blastocyste, l'embryon sécrète un certain nombre de lysines qui semblent amincir la zone pellucide et peuvent entraîner une perforation de celle-ci à proximité du stade d'éclosion. L'existence simultanée de cycles de contraction du blastocyste, décrits dans de nombreuses espèces animales, permet l'ouverture de la zone pellucide et l'éclosion embryonnaire. La suspicion d'une altération des phénomènes de l'éclosion a été basée sur l'observation de centaines de zones pellucides d'embryons enregistrée en vidéo-cinématographie et analysée en fonction du devenir des embryons transférés en terme de grossesse. Les auteurs ont ainsi pu observer des différences relativement importantes dans l'épaisseur de la zone pellucide. Les embryons ayant le potentiel d'implantation le plus élevé, avaient les zones pellucides les plus fines. L'existence d'une zone pellucide épaisse peut alors gêner l'éclosion embryonnaire et empêcher l'implantation. Les anomalies de l'amincissement de la zone pellucide peuvent être dues soit à une défaillance de la synthèse des produits lytiques par l'embryon, soit à une altération propre de la zone pellucide, la rendant plus résistante à l'action lytique de l'embryon.

Les auteurs ont alors proposé des techniques de micromanipulation facilitant l'éclosion embryonnaire [2]. Plusieurs méthodes ont été proposées pour fragiliser la zone pellucide.

La première technique utilisée était inspirée de la méthode de "*partial zona dissection*" (PZD) qui consiste à réaliser des petites brèches au niveau de la zone pellucide sur l'embryon cultivé pendant deux jours. Les premiers essais randomisés [3] ont retrouvé des taux d'implantation plus élevés lorsque la zone pellucide des embryons était fragilisée. Mais les résultats de l'éclosion assistée semblaient dépendre de la taille de la fente réalisée qui ne pouvait être constante, compte-tenu des difficultés techniques. Une deuxième méthode a alors été proposée, inspirée cette fois du "*zona drilling*" [4], et qui consiste, à l'aide d'une micropipette, à souffler au contact de la zone pellucide une solution de tyrode acide qui réalise une dissolution localisée de la zone pellucide avec création d'une petite ouverture. Cette dernière méthode permet de réaliser des trous de taille plus constante. Plus récemment, W. Feichtinger a proposé, selon le même principe, de réaliser une ouverture de la zone pellucide à l'aide d'un laser [5]. Une analyse plus détaillée des essais réalisés amena l'équipe américaine à définir un certain nombre d'indications sélectives. La première fut basée sur la taille de la zone pellucide mesurée au troisième jour du développement embryonnaire. Les auteurs définissaient ainsi un coefficient de variation de l'épaisseur de pellucide qui était mesurée à différents endroits de l'embryon. L'éclosion assistée était alors proposée lorsque la zone pellucide était jugée épaisse. D'autres essais randomisés portèrent sur l'âge de la patiente, et l'implantation embryonnaire était plus élevée chez les patientes de plus de 38 ans, lorsque les embryons bénéficiaient de la technique d'éclosion assistée. Enfin, la dernière indication sélective tenait compte du taux basal de FSH mesuré au 3e jour du cycle dans le cadre du bilan d'infertilité. Là encore, dans le groupe des patientes ayant une FSH élevée, les taux d'implantation embryonnaire étaient supérieurs si l'éclosion embryonnaire était pratiquée. Les résultats de ces différents essais ont été rapportés dans une publication récente [6].

Nous avons proposé la réalisation de l'éclosion assistée dans un groupe particulier de patientes, ayant des embryons replacés mais pas de naissance après fécondation *in vitro*. Les résultats préliminaires ont porté sur un groupe de 19 femmes, chez qui ont été pratiqués 22 cycles de fécondation *in vitro*. Ces patientes étaient incluses dans le protocole d'étude si elles avaient eu plus de 10 embryons replacés au cours de 4 tentatives antérieures de fécondation *in vitro*. Un bilan était effectué pour rechercher une cause à ces échecs répétés, avec en particulier une hystéroscopie, un caryotype du couple et un bilan immunologique de fausses couches à répétition. Au sein de ces patientes, deux groupes ont été isolés, celles n'ayant jamais eu d'implantation, ni spontanée ni au cours des fécondations *in vitro* antérieures, et celles ayant eu une implantation antérieure, mais dont la grossesse était interrompue (fausse couche spontanée, grossesse extra-utérine ou grossesse biochimique). Le cycle de fécondation *in vitro* était réalisé à l'aide d'un protocole de stimulation ovarienne classique, dit protocole long, associant une désensibilisation par agonistes du GnRH à effet prolongé et une stimulation par hMG démarrant après vérification de la désensibilisation 18 jours après l'administration de l'agoniste. La maturité folliculaire était appréciée selon les critères habituels basés sur l'échographie et le taux d'œstradiol. Le déclenchement était obtenu par l'injection de 10 000 unités d'hCG. La ponction se déroulait 36 à 40 heures plus tard et les ovocytes obtenus étaient inséminés avec 4 000 spermatozoïdes mobiles selon la technique de microgouttes dans le milieu B2 de Menezo. Après 3 jours de culture, 3 embryons étaient sélectionnés pour le transfert, et la technique d'éclosion assistée par méthode mécanique (PZD) était appliquée à tous les embryons. Ceux-ci étaient transférés immédiatement après la réalisation de la méthode. La phase lutéale fut soutenue chez toutes les patientes par 300 microgrammes de progestérone micronisée, administrée par voie vaginale.

TABLEAU I

Caractéristiques des deux groupes étudiés

Groupe A : patientes n'ayant jamais eu d'implantation
Groupe B : patientes ayant eu une implantation mais avec une grossesse non évolutive (spontanée ou post-FIV)

	Antécédents FIV		
	Groupe A moyenne ± DS (Min-Max)	**Groupe B moyenne ± DS (Min-Max)**	**Total**
Nb de patientes	10	9	19
Nb de tentatives antérieures	5,7 ± 2,7 (3-11)	4,3 ± 1,2 (3-6)	5,1 ± 2,2 (3-11)
Nb total d'embryons replacés dans les tentatives antérieures	13,6 ± 4,6 (5-24)	13,1 ± 5,5 (6-24)	13,4 ± 4,9 (5-24)

Les résultats obtenus sont présentés dans les tableaux I et II. Les groupes des patientes ayant eu ou n'ayant jamais eu d'implantation furent appelés A et B respectivement. Le tableau I présente les antécédents de ces patientes avec un nombre de tentatives antérieures à 5,1 ± 2,2 sur les deux groupes de patientes réunies et un nombre total d'embryons replacés dans les tentatives antérieures de 13,4 ± 4,9 embryons. Le tableau II présente les résultats de l'éclosion assistée. Les résultats globaux montrent un taux de grossesse de 31,8 % par cycle avec un taux d'implantation embryonnaire de 22,6 %. Bien que l'analyse des résultats doive être effectuée avec prudence du fait du petit nombre de patientes étudiées et de l'absence de groupe contrôle, ces résultats préliminaires sont intéressants. Il faut noter dans notre série que les taux d'implantation ont été retrouvés plus élevés dans le groupe des patientes n'ayant jamais eu d'implantation (tableau II), ce qui pourrait plaider pour un effet bénéfique plus marqué de l'éclosion assistée dans ce groupe de patientes. On peut en effet imaginer que parmi les patientes ayant eu des échecs répétés de développement embryonnaire après fécondation *in vitro*, les patientes n'ayant jamais eu d'implantation peuvent présenter des troubles de l'éclosion embryonnaire plus fréquemment que celles ayant déjà implanté et dont la grossesse ne fut pas menée à terme. Les taux de grossesse évolutive par cycle sont satisfaisants (31,8 %). Ce taux a été comparé à celui obtenu dans notre centre pour des patientes similaires (plus de 4 tentatives) et nous avions un taux de grossesse évolutive de 18 % par transfert chez ces patientes (résultats non publiés). Nous n'avons malheureusement pas pu mesurer l'épaisseur des zones pellucides lors de cet essai pilote mais un certain nombre de zones pellucides paraissaient manifestement épaisses ou très denses. L'équipe autrichienne, réalisant l'éclosion assistée [5], a présenté les résultats d'une étude randomisée portant également sur les échecs répétés de l'implantation et retrouvant des taux de grossesse et d'implantation embryonnaire plus élevés dans le groupe des patientes ayant bénéficié de l'éclosion embryonnaire assistée.

La réalisation de l'éclosion embryonnaire assistée dans certaines indications sélectives semble favoriser l'implantation embryonnaire. Les troubles de l'éclosion pourraient en effet expliquer un certain nombre d'échecs d'implantation. L'existence de modification de la zone pellucide liée à la culture embryonnaire *in vitro* a déjà été démontrée chez la souris [7]. Un certain nombre d'indications sélectives ont été proposées par l'équipe qui a mis au point cette méthode. Elles tiennent compte essentiellement de l'âge de la patiente, du taux de base de la FSH et surtout de l'épaisseur de la zone pellucide des embryons. Les résultats

TABLEAU II

Résultats de l'éclosion assistée

	Groupe A	Groupe B	Total
Nb de cycles	13	9	22
Age	33,0 ± 2,7 (30-37)	34,4 ± 2,7 (30-38)	33,6 ± 2,3 (30-38)
Nb d'embryons transférés	2,6 ± 1,2	2,7 ± 0,5	2,5 ± 1,1
Taux d'implantation	25,8 %	18,2 %	22,6 %
Grossesses évolutives	4	3	7
GEU	1	0	1
FCS	0	0	0
Grossesses évolutives par cycle	30,8 %	33,3 %	31,8 %

préliminaires de cette étude semblent indiquer que les patientes ayant des échecs répétés d'implantation après FIV pourraient également bénéficier de cette méthode. Ces résultats préliminaires rejoignent ceux d'autres équipes mais demandent à être confirmés. ●

BIBLIOGRAPHIE

[1] COHEN J., INGE K.L., SUZMAN M., WIKER S., WRIGHT G. : Videocinematography of fresh and cryopreserved embryos : a retrospective analysis of embryonic morphology and implantation. Fertil. Steril., 1989, 51, 820-27.

[2] COHEN J., ELSNER C., KORT H., MALTER H., MASSEY J., MAYER M.P., WIEMER K. : Impairment of the hatching process following IVF in the human and improvement of implantation by assisting hatching using micromanipulation. Hum. Reprod., 1990, 5, 7-13.

[3] MALTER H.E., COHEN J. : Partial zona dissection of the human oocyte : a non traumatic method using micromanipulation to assist zona pellucida penetration. Fertil. Steril., 1989, 51, 139-145.

[4] GORDON J.W., TALANSKY B.E. : Assisted fertilization by zona drilling : a mouse model for correction of oligospermia. J. Exp. Zool., 1986, 239, 347-54.

[5] FEICHTINGER W. : Clinical application of laser technololgy in the IVF program. S-4-4. 8th World Congress of In Vitro Fertilization. Kyoto, Japan, September 12-15, 1993.

[6] COHEN J., ALIKANI M., TROWBRIDGE J., ROSENWAKS Z. : Implantation enhancement by selective assisted hatching using zona drilling of human embryos with poor prognosis. Hum. Reprod., 1992, 5, 685-91.

[7] DEFILICI M., SIRACUSA G. : “Spontaneous” hardening of the zona pellucida of mouse oocytes during in vitro culture. Gamete Res., 1982, 6, 107-13.

PROGRÈS RÉCENTS DANS LA PHYSIOLOGIE DU CYCLE MENSTRUEL

P. BOUCHARD*

La compréhension du mécanisme d'action des gonadotrophines au cours du cycle menstruel a fait beaucoup de progrès au cours des 10 dernières années. Non seulement les récepteurs de la LH/hCG ont-ils été identifiés, mais aussi, de nouveaux régulateurs ovariens synthétisés localement, ont été mis en évidence. Ces régulateurs autocrines et paracrines de la fonction ovarienne viennent moduler finement l'action des hormones gonadotropes hypophysaires. Il s'agit essentiellement de peptides : la famille des IGFs (Insulin-Like Growth Factors I et II), et de leurs six protéines de liaison, de l'insuline, des cytokines, notamment de l'Interleukine I, du Transforming Growth Factor alpha, de la famille des inhibines – activines et de leurs protéines de liaison. Il s'agit également de stéroïdes comme l'estradiol et les androgènes capables dans certaines espèces de moduler l'effet de LH et/ou de FSH, voire d'agir en tant que facteur de croissance.

GONADOTROPHINES ET MATURATION FOLLICULAIRE

La folliculogenèse se déroule en deux phases : une phase indépendante des gonadotrophines et une phase dépendant des gonadotrophines. Sept millions de cellules germinales sont présentes dans les ovaires humains pendant la vie fœtale [1]. Il n'en subsiste qu'un million environ à la naissance. Lors de la puberté le stock n'est plus que de 200 000. La ménopause apparaît lorsqu'il existe moins de 1 000 follicules primordiaux dans les ovaires. Ainsi le nombre de follicules qui vont ovuler entre la puberté et la ménopause est-il négligeable par rapport au stock initial : 99 % des follicules évoluent vers l'atrésie [2]. L'action d'agents cytotoxiques, de radiations ionisantes, d'une ovariectomie partielle, d'une prédisposition génétique comme le syndrome de Turner, tend à accélérer cette décroissance et à induire une ménopause précoce [3]. Plusieurs auteurs ont essayé de modéliser la décroissance du nombre de follicules et donc de prédire l'âge de la ménopause. Il ressort de ces travaux [4] que la vitesse de décroissance des follicules n'est pas constante au cours de la vie mais subit une décroissance de type bi-exponentielle : le taux de décroissance des follicules augmente avec l'âge. Ainsi le nombre de follicules décroît-il pendant les quarante premières années de la vie, indépendamment de l'âge de survenue de la puberté. Selon Faddy et coll. [4], la vitesse de dégénérescence folliculaire est multipliée par deux lorsque le nombre de follicules atteint environ 25 000 vers l'âge de 37,5 ans. L'âge de la ménopause aurait été de 71 ans si la vitesse initiale de décroissance folliculaire s'était maintenue.

* Service d'Endocrinologie, Hôpital Saint-Antoine, 184, rue du Faubourg Saint-Antoine, 75012 Paris.

Ainsi l'âge d'une potentielle réduction volumétrique du tissu ovarien est-il donc crucial. Ainsi une ovariectomie avant 36 ans a-t-elle des conséquences moins graves qu'après cette date.

La folliculogenèse consiste dans le recrutement chaque jour d'un certain nombre de follicules. Jusqu'à l'apparition d'une cavité antrale (*antrum*), à partir du stade 0,2 mm, FSH (et LH) sont nécessaires à la croissance folliculaire. La folliculogenèse dure environ 6 mois et perdure toute la vie jusqu'à épuisement du capital folliculaire [5, 6]. Rappelons-le, la majorité des follicules évoluent vers l'atrésie. Seuls les derniers 14 jours qui vont permettre d'aboutir à l'ovulation sont sous la dépendance des gonadotrophines.

1. La transition lutéo-folliculaire

C'est l'élévation de la FSH lors de la transition lutéo-folliculaire (TLF) qui permet le recrutement folliculaire. Le mécanisme de cette élévation de la FSH est incomplètement élucidé à ce jour. La baisse de l'inhibine circulante est classiquement considérée comme le facteur déclenchant principal [7, 9]. Rappelons que l'inhibine est une protéine gonadique, de 31-kDa, sécrétée sous deux formes A et B, ne différant que par quelques aminoacides sur la chaîne beta, produite par les cellules de la granulosa pendant la phase folliculaire et par les cellules de la thèque pendant la phase lutéale. Le concept même d'inhibine repose sur la suppression de la FSH. De fait, l'immunisation anti-inhibine est-elle responsable d'une élévation des taux de FSH chez le singe [10]. La physiologie de l'inhibine reste cependant obscure dans l'espèce humaine, et ceci pour plusieurs raisons :

- les formes circulantes de l'inhibine sont mal connues, et de ce fait le dosage plasmatique des inhibines difficile à interpréter ;
- l'inhibine circule sous forme liée à des protéines (Follistatine, alpha 2 macroglobuline) ce qui gène encore plus le dosage du peptide ;
- l'inhibine est synthétisée dans de nombreux sites en dehors de l'ovaire, y compris dans l'hypophyse, la surrénale… ;
- bien évidemment, l'activité inhibine est en balance avec l'activité activine, la résultante des deux activités déterminant le taux de FSH circulante.

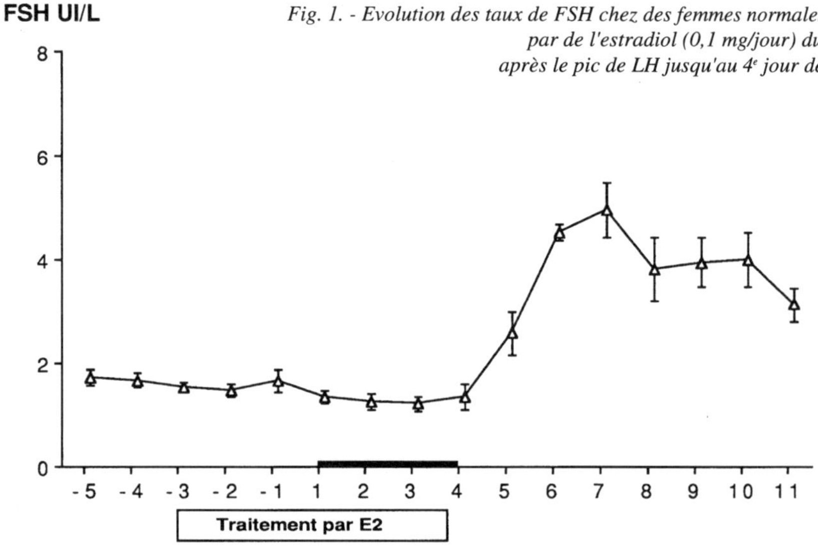

Fig. 1. - Evolution des taux de FSH chez des femmes normales traitées par de l'estradiol (0,1 mg/jour) du 10e jour après le pic de LH jusqu'au 4e jour des règles.

Ainsi, l'interprétation du rôle de l'inhibine dans le cycle menstruel, a-t-elle été probablement prématurée, ce qui nous a amené à reconsidérer le rôle de l'estradiol, cosécrété avec l'inhibine par le corps jaune sous le contrôle de la LH [11].

Nous avons ainsi traité deux groupes de six femmes par de l'estradiol (0,2 ou 0,1 mg/jour d'Estraderm TTS), du jour 10 après le pic de LH jusqu'au 4e jour des règles. Chaque femme a été comparée à elle-même au cours d'un cycle ovulatoire non traité.

Les résultats de cette étude sont remarquables parce qu'ils montrent sans ambiguïté que l'estradiol est le régulateur principal de la sécrétion de la FSH : chez toutes les femmes le taux de FSH ne s'est élevé que lorsque l'estradiol a baissé, c'est-à-dire à la fin du traitement par l'estradiol (figure 1). Les taux d'inhibine se sont effondrés chez toutes les femmes à la fin du fonctionnement du corps jaune (figure 2) : pour atteindre des taux nuls au deuxième jour du cycle. Les taux d'estradiol lutéaux obtenus étaient clairement supraphysiologiques dans le groupe traité par 0,2 mg d'estradiol (601 - 1835 pmol/L), mais absolument normaux pour le groupe ayant reçu 0,1 mg d'estradiol (253-382 pmol/L). Une remarquable corrélation négative a été observée entre les taux d'estradiol et de FSH dans les deux groupes ($p < 0,0001$, $r = 0,83$ pour le groupe ayant reçu le traitement physiologique).

Cette étude confirme sans ambiguïté que l'estradiol est le régulateur physiologique de la FSH au moment de la transition lutéo-folliculaire, période où débute le recrutement folliculaire. Ceci est en accord avec le rôle connu de la FSH à la fin de la phase folliculaire où l'estradiol inhibe la sécrétion de la FSH pour permettre une monoovulation [9].

2. FSH et développement folliculaire

Les sécrétions de la FSH et de l'estradiol sont classiquement parallèles pendant la phase folliculaire. FSH est responsable de la croissance folliculaire, tandis que l'estradiol est sécrété par le follicule en développement, et le taux plasmatique d'estradiol augmente parallèlement au diamètre folliculaire. Ce n'est qu'en fin de phase folliculaire que l'estra-

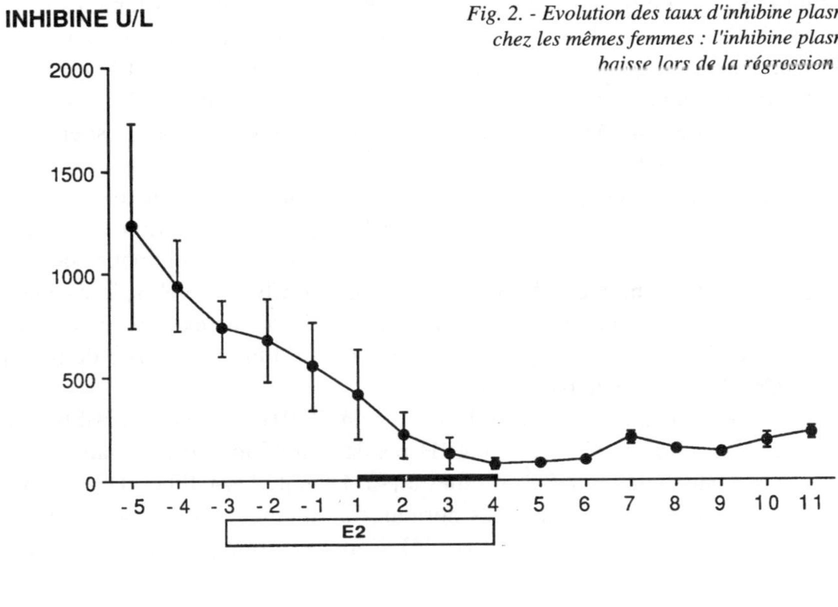

Fig. 2. - Evolution des taux d'inhibine plasmatique chez les mêmes femmes : l'inhibine plasmatique baisse lors de la régression lutéale.

diol atteignant un taux élevé, préovulatoire, va freiner la sécrétion de la FSH pour permettre une monoovulation. Le follicule dominant étant capable de continuer de croître en l'absence de FSH.

Le rôle de l'estradiol en tant que facteur de croissance n'est établi que chez le rongeur. Dans l'espèce humaine, les données sont moins certaines. Le récepteur de l'estradiol n'étant lui-même probablement pas présent dans l'ovaire humain et de plus un développement folliculaire et une grossesse a pu être obtenue chez une femme porteuse d'un déficit congénital en CYP 17 (17 alpha hydroxylase/17-20 desmolase) incapable de synthétiser des stéroïdes C19 et C18 (androgènes et œstrogènes) [12].

Nous avons pu étudier l'effet de l'administration de la FSH recombinante sur le développement folliculaire chez des femmes présentant un déficit congénital en gonadotrophine [13, 14]. Chez l'une d'entre elles, un traitement quotidien avec 75 UI puis 150 UI de rec FSH a permis une croissance folliculaire, avec obtention d'un follicule dominant de 22 mm de diamètre et deux autres follicules de 14 mm. Fait remarquable, cette maturation folliculaire ne s'est pas accompagnée d'une élévation de l'estradiol au-delà de 236 pmol/L ! De plus, l'aspiration folliculaire a mis en évidence un taux intrafolliculaire d'estradiol 1 000 fois et un taux d'androstènedione 5 fois plus faibles que ceux observés dans des follicules normaux [13].

Ces résultats indiquent clairement que :

1. L'estradiol n'est pas indispensable à la croissance folliculaire ;
2. La théorie bi-cellulaire est bien opérationnelle dans l'espèce humaine où la LH est nécessaire à la synthèse d'androstènedione et d'estradiol.

RÔLE DE LA GNRH AU COURS DU PIC DE LH

Le cycle menstruel est sous le contrôle des gonadotrophines LH et FSH sécrétées par les cellules gonadotropes de l'antéhypophyse. Les cellules gonadotropes sont elles-mêmes sous la dépendance de la sécrétion intermittente de GnRH par les neurones à GnRH dans le système porte hypothalamo-hypophysaire [15, 16].

Chez les primates, le pic de LH qui déclenche l'ovulation est induit par des taux élevés d'estradiol [15, 16]. Le pic de LH peut ainsi être reproduit chez des femmes ménopausées traitées par de l'estradiol [17]. Le rôle de la GnRH pendant la période périovulatoire est peu clair. Ainsi, chez le singe dont l'hypothalamus a été détruit, le pic de LH peut être déclenché par l'estradiol alors que le dernier pic de GnRH a été administré 48 heures auparavant [18]. De plus, l'enregistrement électrique de l'hypothalamus montre un silence pendant la période du pic de LH [19].

Des données récentes suggèrent néanmoins que la GnRH joue un rôle notable pendant cette période : chez la brebis, mais aussi chez le singe, une sécrétion très importante de GnRH a été mise en évidence dans le système porte hypothalamo-hypophysaire ou dans le troisième ventricule au moment du pic de LH [20, 21]. Chez la brebis, le rôle de la GnRH est bien établi dans la mesure où d'une part le pic de LH débute exactement en même temps que le pic de GnRH et où d'autre part l'administration d'un antagoniste de la GnRH pendant cette période repousse le pic de LH [22].

Dans l'espèce humaine, la mesure directe de la GnRH n'est pas possible, nous avons donc essayé de clarifier le rôle de la GnRH pendant la période périovulatoire en administrant un antagoniste de la GnRH (Nal-Glu ou [Ac-D2Nal^{1}, D4-ClPhe^{2}, D3Pal^{3}, Arg^{5}, DGlu^{6} (AA), DAla^{10}] GnRH chez des femmes normales au moment où l'estradiol était suffisamment élevé pour déclencher le pic de LH [23]. Rappelons que les antagonistes de la GnRH sont des inhibiteurs compétitifs de la GnRH pour leurs récepteurs et que leur administration entraîne un effondrement immédiat des taux d'estradiol et de gonadotrophines notamment de la LH [24]. Les résultats sont univoques : le pic de LH est repoussé chez toutes les femmes traitées [23]. Chez 25 % d'entre-elles, le pic est repoussé de manière prolongée et un nouveau développement folliculaire se met en place. La baisse de l'estradiol induite par l'antagoniste n'est pas la cause du retard du pic de LH. En effet, la co-administration d'estradiol et de Nal-Glu ne déclenche pas le pic de LH, alors que la coadministration de GnRH et de Nal-Glu l'induit immédiatement [23].

Ces données suggèrent que la GnRH joue un rôle important pendant le déclenchement du pic de LH. La quantité de GnRH nécessaire de même que les modalités de sa sécrétion ne sont toujours pas connues. Des données récentes, non publiées de notre groupe suggèrent que non seulement la GnRH est nécessaire pour déclencher le pic de LH mais qu'elle est indispensable au cours du pic lui-même : l'administration d'un antagoniste de la GnRH alors que le pic de LH a déjà débuté l'interrompt immédiatement, de manière transitoire ou définitive.

L'intérêt clinique de ces résultats est très important : l'administration d'un antagoniste de la GnRH chez des femmes en cours d'hyperstimulation ovarienne pour une procréation médicalement assistée permet d'éviter le pic endogène de LH [25, 27]. Cet effet est obtenu avec une seule injection d'antagoniste, et permet de réduire les doses de gonadotrophines de 50 % par rapport aux agonistes. L'utilisation d'antagoniste a deux autres avantages : elle autorise le déclenchement par un agoniste (ce que ne permet évidemment pas un agoniste), et le soutien hormonal de la phase lutéale n'est pas nécessaire. ●

RÉFÉRENCES

[1] BYSKOV A.G. : Follicular atresia. 1978, in Jones RE (ed) The vertebrate ovary. Comparative biology and evolution : pp 533-562. Plenum Press, New York.

[2] GOUGEON A. : Dynamics of follicular growth in the human : a model from preliminary results. 1986, Human Reprod., 1 : 81-87.

[3] GOSDEN R.G. : Follicular status at the menopause. 1987, Human Reprod., 2 : 617-621.

[4] FADDY M.J., GOSDEN R.G., GOUGEON A., RICHARDSON S.J., NELSON J.F., 1993 : Human Reprod., 7 : 1342-6.

[5] BAIRD D.T. : The Ovarian cycle. 1991, in Hilliers SG (ed) : Ovarian endocrinology pp 1 - 24. Blackwell Scientific publications. Oxford UK.

[6] GOUGEON A. : Rate of follicular growth in the human ovary. In Rolland R, van Hall EV, Hillier SG, Mc Natty KP, Schœmaker J, (eds) Follicular Maturation and Ovulation, pp 155 163. Excerpta Medica, Amsterdam.

[7] ROSEFF S.J., BANGAH M.L., KETTEL L.M. et al. : Dynamic changes in circulating inhibin levels during the luteal-follicular transition of the human menstrual cycle. J. Clin. Endocrinol. Metab., 1989 ; 69 : 1033-39.

[8] ROBERTSON D.M., TSONIS C.G., McLACHLAN R.I. et al. : Comparison of inhibin immunological and in vitro biological activities in human serum. J. Clin. Endocrinol. Metab., 1988 ; 67 : 438-43.

[9] McLACHLAN R.I., ROBERTSON D.M., HEALY D.L., BURGER H.G., and de KRETSER D.M. : Circulating immunoreactive inhibin levels during the normal human menstrual cycle. J. Clin. Endocrinol. Metab. 1987, 65 : 954-61.

[10] MEDHAMURTHY R., CULLER M.D., GAY V.L., NEGRO-VILAR A. and PLANT T.M. : Evidence that inhibin plays a major role in the regulation of follicle-stimulating hormone secretion in the fully adult male rhesus monkey (*Macaca mulatta*). Endocrinolology, 1991 ; 129 : 389-95.

[11] LE NESTOUR E., MARRAOUI J., LAHLOU N., ROGER M., DE ZIEGLER D., BOUCHARD Ph. : Role of estradiol in the rise in FSH levels during the Iuteal-follicular transition (1993). J. Clin. Endocrinol. Metab., 77 : 439-442.

[12] RABINOVICI J., BLANKSTEIN J., B. GOLDMAN B. : In vitro fertilization and primary embryonic cleavage are possible in 17 alpha hydroxylase deficiency despite extremely low intra-follicular 17 beta estradiol (1991). J. Clin. Endocrinol. Metab., 68 : 693-697.

[13] SCHOOT D.C., COELINGH BENNINK H.J.T., MANNAERTS B.M.J.L., LAMBERTS S.W.J., BOUCHARD Ph., FAUSER B.C.J.M. : Human recombinant FSH induces growth of preovulatory follicles without concomitant increase in androgen and estrogen biosynthesis in a woman with isolated gonadotropin deficiency (1992). J. Clin. Endocrinol. Metab., 74 : 1471-1473.

[14] MANNAERTS B., SHOHAM Z., SCHOOT B., BOUCHARD P., HARLIN J., FAUSER B., ROMBOUT F., COEHLING BENNINK H. : Single dose pharmacokinetics and pharmacodynamics of recombinant human FSH in gonadotropin deficient volunteers. Fertil. Steril., 59, 108-114, 1993.

[15] KNOBIL E. (1980) : The neuroendocrine control of the menstural cycle. Recent Prog. Horm. Res., 36 : 53-88.

[16] CROWLEY W.F.Jr, FILICORI M., SPRATT D.I., SANTORO N.F. (1985) : The physiology of GnRH secretion in men and women. Recent Prog. Horm. Res., 41 : 473-531.

[17] KOLP L.A., PAVLOU S.N., URBAN R.J., RIVIER J., VALE W.W., VELDHUIS J.D. (1992) : Abrogation by a potent GnRH antagonist of the estrogen/progesterone stimulated surge-like release of LH and FSH in postmenopausal women, J. Clin. Metab., 75 : 993-997.

[18] WILDT L., HAUSLER A., HUTCHISON J.S., MARSHALL G., KNOBIL E. (1981) : Estradiol as a gonadotropin releasing hormone in the rhesus monkey. Endocrinology, 108 : 2011-2013.

[19] O'BYRNE K.T., THALABARD J.C., GROSSER P.M., WILSON R.C., WILLIAMS C.L., CHEN M.D., LADENDORF D., HOTCHKISS J., KNOBIL E. (1991) : Radiotelemetric monitoring of hypothalamic GnRH pulse generator activity throughout the menstrual cycle of the rhesus monkey. Endocrinology, 129 : 1207-1214.

[20] MOENTER S.M., CARATY A., LOCATELLI A., KARSCH F.J. (1991) : Pattern of GnRH secretion leading up to ovulation in the ewe : existence of a preovulatory GnRH surge. Endocrinology 129 : 1175-1182.

[21] XIA L., VAN VUGT D., ALSTON E.J., LUCKLAUS J., FERIN M.A. (1992) : surge of GnRH accompanies the estradiol induced gonadotropin surge in Rhesus monkeys. Endocrinology, 131 : 2812-20.

[22] CARATY A., ANTOINE C., DELALEU B., LOCATELLI A., BOUCHARD P., GAUTRON J.P., EVANS N.P., MOENTER S.M. and KARSCH F. : The preovulatory surge of GnRH in the ewe. In Recent progress on GnRH, GhRH analogs, Gonadotropins and Gonadal peptides. Parthenon Press, Cambridge UK (1993). (Ph. Bouchard, A. Caraty, H.J.T. Coelingh Bennink, S.N. Pavlou editors). pp. 113-124.

[23] DUBOURDIEU S., CHARBONNEL B., D'ACREMONT M.F., CARREAU S., SPITZ I.M., and BOUCHARD P. (1994) : Effect of administration of a GnRH antagonist (Nal-Glu) during the preovulatory period : the LH surge requires the secretion of GnRH. J. Clin. Endocrinol. Metab., 78 : 343-347.

[24] LAHLOU N., DELIVET S., BARDIN C.W., ROGER M., SPITZ I.M., BOUCHARD P. : Changes in gonadotropin and alpha subunit secretion after a simple administration of GnRH antagonist in adult males. Fertil. Steril., 53 : 898-905 1990.

[25] FRYDMAN R., CORNEL C., DE ZIEGLER D., TAÏEB J., SPITZ I.M., BOUCHARD P. (1992) : Spontaneous LH surge can be reliably prevented by the timely administration of a GnRH antagonist (Nal-Glu) during the late follicular phase. Human Reprod., 7 : 930-33.

[26] FRYDMAN R., CORNEL C., DE ZIEGLER D., TAÏEB J., SPITZ I.M., BOUCHARD P. (1991) : Prevention of premature luteinizing hormone and progesterone rise with a GnRH antagonist Nal-Glu in controlled ovarian hyperstimulation. Fertil. Steril., 56 : 923-27.

[27] OLIVENNES F., FRANCHIN R., BOUCHARD Ph., DE ZIEGLER D., TAÏEB J., FRYDMAN R. (1994) : The single or dual administration of the GnRH antagonist cetrorelix prevents premature LH surges in an IVF-ET program. In press Fertil. Steril.

IMMUNOCONTRACEPTION

H. ROZENBAUM

Les progrès de nos connaissances concernant les phénomènes de la reproduction et l'immunologie ouvrent de nouvelles perspectives en matière de contraception.

Pouvoir disposer de méthodes immunologiques de régulation des naissances constituera peut-être une des conditions de la survie de l'espèce humaine.

Les perspectives démographiques qui se dessinent actuellement sont en effet inquiétantes : 500 millions d'êtres humains supplémentaires en 10 ans, 80 % de la population représentée par les pays dits « en voie de développement ». Autrement dit l'épuisement des ressources de la planète et la famine à terme si nous ne maîtrisons pas la fécondité à l'échelon du globe.

Il apparaît donc urgent d'intensifier nos efforts de recherche dans ce domaine afin de trouver un procédé :
- d'application simple ;
- inoffensif ;
- pas cher ;
- réversible.

L'immunocontraception pourrait répondre à ces objectifs.

PRINCIPE DE LA CONTRACEPTION IMMUNOLOGIQUE

Le principe de la contraception immunologique consiste à créer une immunisation active, c'est-à-dire à générer des anticorps dirigés contre des antigènes spécifiques.

Une telle contraception doit répondre à certains critères [4] :
- ***cibler des antigènes***, de préférence situés dans les trompes ou l'épididyme afin de ne pas courir le risque de créer d'autres effets spécifiques : anticorps antispermatozoïdes, antizone pellucide de l'ovocyte ou anti-cumulus oophorus par exemple ;
- ou être dirigée de ***façon spécifique contre une hormone*** : anticorps anti-HCG ou anti-LH-RH par exemple ;
- ***utiliser un « adjuvant »*** capable de stimuler la réaction immunitaire car les antigènes spécifiques utilisés sont faiblement immunogènes ; les toxines antidiphtériques ou antitétaniques sont souvent utilisées dans ce but ; en revanche l'adjuvant de Freund, très immunogène, a été abandonné en raison de sa toxicité ;
- ***être véhiculée par un support capable d'assurer un effet retard*** suffisant [7] : émulsions, sels d'aluminium, microsphères biodégradables par exemple ;
- ***être réversible***, ce qui n'a pas été le cas de certains produits testés chez l'animal.

IMMUNOCONTRACEPTION CHEZ L'HOMME

Certaines méthodes immunologiques de contraception paraissent applicables à l'homme.

Quelques cas de stérilité ont été attribués à la présence d'anticorps antispermatozoïdes, ces derniers ont été retrouvés dans le sang, le plasma séminal, le mucus cervical ou le liquide folliculaire [2, 3].

La vasectomie provoque également l'apparition d'anticorps antispermatozoïdes.

L'Organisation Mondiale de la Santé a entrepris, à partir de 1974, un travail important, consistant à recueillir et à analyser les ***anticorps antispermatozoïdes éventuellement présents dans le sérum de donneurs.*** 21 universités ou hôpitaux de 10 pays collaborèrent à ce travail multicentrique [3].

Toutefois des difficultés méthodologiques : sélection des donneurs, nécessité de recueillir 200 ml de sérum, variations importantes d'un laboratoire à l'autre n'ont pas permis de réaliser des progrès suffisants.

D'autre part chez la plupart des patients stériles, des anticorps à large spectre furent observés, ceux-ci pouvant atteindre d'autres cibles que les antigènes de surface des spermatozoïdes [1].

- Des anticorps dirigés contre certaines ***enzymes acrosomiques*** ont été étudiés : anticorps contre acrosine, hyaluronidase, lactate déshydrogénase. Toutefois les résultats sur la réduction de la fertilité de plusieurs animaux de laboratoire ont été inégaux, et l'immunisation de souris contre la lactate déshydrogénase spécifique des spermatozoïdes a provoqué l'apparition d'orchite chez la moitié des mâles.
- Un certain nombre d'***anticorps monoclonaux*** ont été testés sur diverses espèces animales :
  - un anticorps réagissant contre un *antigène de 90 kD* de la membrane plasmique des spermatozoïdes pourrait être intéressant dans la mesure où un antigène de surface du spermatozoïde d'un peu plus de 90 kD a été récemment identifié ; possédant une activité tyrosine kinase, ce dernier jouerait un rôle dans ***l'activation*** du spermatozoïde pendant la fertilisation [1] ;
  - l'immunisation active de mâles (ou de femelles) avec un antigène de *surface des spermatozoïdes : PH 20* provoque une stérilité, en empêchant l'attachement du spermatozoïde à la zone pellucide. Toutefois l'anticorps monoclonal contre la protéine PH 20 ne reconnaît pas le spermatozoïde humain tandis que des anticorps polyclonaux le font. Il est possible que certains épitopes de PH 20 puissent être utilisés à l'avenir [10] ;
  - *d'autres anticorps* ont été étudiés chez l'animal : HS-63 et anti FA-1, dirigés contre des protéines sécrétées par le testicule humain, un anticorps dirigé contre une protéine épididymaire (36 KDa), SP 10 dirigé contre un antigène intra-acrosomique, etc.

L'équipe de Testart [10] a isolé 15 anticorps monoclonaux dirigés contre les protéines épididymaires situées sur la surface des spermatozoïdes humains capables de perturber leur attachement à l'ovocyte dépellucidé de hamster. Mais si 6 d'entre eux inhibent cet effet, 5 autres le favorisent !

Enfin certains anticorps antispermatozoïdes se combinant avec des antigènes membranaires peuvent induire des anomalies embryonnaires [2].

Vaccins anti LH-RH

Des essais ont été effectués avec succès chez le rat et le lapin [5] en utilisant une molécule de LH-RH couplée aux toxines tétanique ou diphtérique. Au-delà d'un certain seuil, la réponse immunitaire n'est pas dose-dépendante. Une supplémentation en testostérone à une posologie insuffisante pour restaurer la spermatogenèse suffit pour assurer une libido normale. Une posologie plus élevée rétablit la spermatogenèse, prouvant la réversibilité de la méthode [11].

Toutefois les essais sur l'homme n'ont pas commencé à ce jour à notre connaissance, et la dose de testostérone nécessaire pour restaurer la libido n'a pas encore été déterminée.

Anticorps dirigés contre les enveloppes de l'ovocyte

Zone pellucide : des essais sur l'animal se déroulent depuis une vingtaine d'années ; la zone pellucide est en effet fortement antigénique. La reconnaissance et la fixation du spermatozoïde humain sur l'ovule est sous la dépendance d'une glycoprotéine de la zone pellucide : ZP3. Toutefois les essais d'immunocontraception effectués chez l'animal ont provoqué des altérations ovariennes sévères conduisant à des cas de ménopause précoce [1]. Il semble indispensable de pouvoir distinguer et séparer les épitopes respectivement responsables de la non-fécondation et de la perte des follicules ovariens.

Cumulus oophorus : contrairement à la zone pellucide, constituée dès le début de la folliculogenèse, le cumulus oophorus n'atteint sa structure définitive que lors des heures précédant l'ovulation. Des synthèses actives se produisent alors, constituant une source antigénique intéressante. Testart, Tesarik et coll. étudient un anticorps polyclonal contre la matrice intercellulaire du cumulus humain capable d'inhiber la fécondation humaine in vitro en diminuant fortement le nombre de spermatozoïdes attachés à la zone pellucide.

Ce même antisérum s'est avéré également capable d'inhiber la fin de la maturation ovocytaire, bloquant la méiose de la majorité des ovocytes au stade de métaphase [10].

VACCIN ANTI HCG

Le vaccin anti HCG constitue la méthode d'immuno-contraception la plus avancée actuellement, puisque des essais de phase I et II ont été effectués dans l'espèce humaine.

Son principe consiste à arrêter le développement embryonnaire au stade de blastocyste en empêchant le maintien du corps jaune après la fécondation. Il vaudrait mieux parler ici de contragestion que de contraception.

Rappelons que HCG est constitué de 2 sous-unités :

– ∝, identique à la sous-unité ∝ de LH ;

– ß qui s'en distingue par une courte séquence de 37 acides aminés sur le radical carboxy terminal de HCG.

Pour éviter le risque de réaction croisée avec LH, les travaux se sont focalisés sur des peptides synthétiques représentant cette séquence spécifique.

Dans un premier temps, des vaccins ont associé cette séquence peptidique aux toxines diphtérique ou tétanique. Toutefois ces combinaisons se sont révélées faiblement immunogènes.

D'autres adjuvants ont été essayés (peptide muramyl), mais leur durée d'action s'avèra trop courte.

La ß sous-unité entière associée à la toxine tétanique (T.T.) fut ensuite utilisée avec succès lors d'essais de phase I. Mais de grandes variations individuelles de taux d'anticorps furent constatées.

Des essais furent alors tentés avec des dimères : ß HCG + ∝ LH de bœuf (OLH) + toxine tétanique, ß HCG + T.T. + chaîne ß de toxine cholérique (CHB), ß HCG + OLH + CHB [8].

Ces vaccins furent absorbés sur de l'hydroxyde d'aluminium.

101 femmes ayant une ligature des trompes furent suivies pendant 1 an, à raison d'une injection trimestrielle. A l'exception de 11 femmes ayant développé une hypersensibilité à la formule contenant la T.T., aucun effet secondaire important ne fut observé : tout au plus quelques érythèmes, douleurs au point d'injection, vertiges, nausées, etc., dans 28 % des cas, ce qui fut considéré comme négligeable par les auteurs indiens [8].

La durée de l'immunité, jugée sur un taux d'anticorps anti-HCG ≥ 20 ng/ml fut en moyenne de 34 à 37 semaines pour 2 des vaccins, et seulement de 17 à 20 semaines pour le 3e.

La chute des taux d'anticorps observée ensuite fut considérée comme un témoin de la réversibilité de la méthode.

Un travail indien plus récent : Shahani et coll. (1991) [6] a permis de prouver l'intégrité du système glandulaire chez les femmes ayant reçu un vaccin anti-HCG : chez 18 femmes volontaires les paramètres suivants furent mesurés aux 3e, 6e et 12e mois de traitement :

. progestérone, prolactine, ACTH, cortisol, TSH, T3, T4 plasmatiques,

. et, chez 6 femmes : glucuronide d'estrone, pregnandiol, LH et FSH urinaires.

Aucune modification ne fut observée comparativement à 3 femmes témoins du même âge, ou par rapport aux valeurs avant traitement.

Toutefois la fonction lutéale ne fut appréciée que de façon assez approximative : un dosage de progestérone plasmatique et des dosages de pregnandiol dont on connaît le peu de valeur actuellement.

Il est vrai que les cycles sont restés réguliers lors des différents essais menés chez la femme [6, 8, 9].

D'autres vaccins anti-HCG plus spécifiques sont en cours d'évaluation : il s'agit de vaccins recombinants obtenus par génie génétique, actuellement essayés chez des rongeurs et des primates [9].

CONCLUSION

L'immunocontraception, longtemps considérée comme difficile à réaliser, peu spécifique et de réversibilité incertaine a bénéficié des récents progrès de la génétique.

Si un vaccin anti-HCG semble déjà applicable à grande échelle prochainement, les perspectives ouvertes par les nombreux antigènes récemment découverts dans les systèmes de reproduction masculin et féminin et les possibilités d'obtenir des vaccins recombinants semblent prometteurs. ●

BIBLIOGRAPHIE

[1] AITKEN R.J., PATERSON M., THILLAI KOOTHAN P. : Contraceptive vaccines. Brit Med Bull, 1993, 49, 88-99.

[2] FOURNIER-DELPECH S., GUERIN Y., ROI J.J. : Approche immunologique de la contraception chez le mâle. Contracept Fertil Sex, 1992, 20, 936-941.

[3] GRIFFIN P.D. : The WHO task force on vaccines for fertility regulation. Its formation, objectives and research activities. Hum. Reprod., 1991, 6, 166-172.

[4] GRIFFIN P.D. : Options for immunocontraception and issues to be addressed in the development of birth control vaccines. Scand J. Immunol, 1992, 36, suppl 11, 111-7.

[5] LADD A. : Progress in the development of anti-LHRH vaccine. Am J Reprod Immunol, 1993, 29, 189-194.

[6] SHAHANI S., PATEL K.L., MERCHANT P. : Évaluation of endocrine parameters in clinical trials with ß HCG vaccine. Contraception, 1991, 43, 67-75.

[7] STEVENS V.C. : Vaccine delivery system : potential methods for use in antifertility vaccines. Am J Reprod Immunol, 1993, 29, 176-188.

[8] TALWAR G.P., HINGORANI V., ROY Z. et coll. : Phase I Clinical Trial with three formulations of anti-human chorionic gonadotropin vaccine. Contraception, 1990, 41, 301-316.

[9] TALWAR G.P., SINGH O., PAL R. et coll. : A birth control vaccine is on the horizon for family planning. Ann Med, 1993, 25(2), 207-212.

[10] TESTART J., AMIEL M.L., TESARIK J. et coll. : Prévention de la fécondation par immunocontraception. Contracept Fertil Sex, 1992, 20, 915-921.

[11] THAU R. : Anti-LHRH and anti-pituitary gonadotropin vaccines : their development and clinical applications. Scand J. Immunol, 1992, 36, suppl 11, 127-130.

DU NOUVEAU SUR LES RÉCEPTEURS DES STÉROIDES - POLYMÉRISATION ET NAVETTE NUCLÉOCYTOPLASMIQUE

A. GUIOCHON-MANTEL*, K. DELABRE*, P. LESCOP*,
M. PERROT-APPLANAT* et E. MILGROM*

En se basant sur des expériences d'homogénéisation et de fractionnement subcellulaire, il a été longtemps admis que les récepteurs stéroïdiens étaient cytoplasmiques en l'absence d'hormone et devenaient nucléaires en sa présence [1, 2]. Le développement d'anticorps monoclonaux a permis de montrer par immunocytochimie que les récepteurs de l'estradiol et de la progestérone étaient en fait nucléaires en l'absence d'hormone et qu'ils étaient artéfactuellement solubilisés au cours de l'homogénéisation des cellules [3, 4].

1. LES SIGNAUX DE LOCALISATION NUCLÉAIRE DU RÉCEPTEUR DE LA PROGESTÉRONE

La localisation nucléaire des protéines peut survenir selon deux mécanismes. Dans le premier mécanisme, la protéine diffuse à travers la membrane nucléaire et est captée dans le noyau après avoir interagi avec un composant intranucléaire. Le second mécanisme est actif : il dépend de la température, nécessite de l'ATP et est saturable. Ce transport actif nécessite la présence dans la protéine d'un signal de localisation nucléaire. Ces signaux sont le plus souvent riches en acides aminés basiques, arginine et lysine. Deux types de signaux sont décrits : des signaux courts comme celui de l'antigène T du virus SV40 [5] et des signaux bipartites comme celui de la nucléoplasmine [6]. Ces signaux sont reconnus par des protéines liantes, fonctionnant comme des adaptateurs entre le signal de localisation nucléaire et la machinerie de transport du complexe du pore nucléaire. Le transport nucléaire des protéines se fait en au moins deux étapes. La première est l'interaction entre la protéine et le complexe du pore par l'intermédiaire du signal. La seconde est la translocation dans le noyau. Seule cette seconde étape nécessite de l'ATP [7, 8].

Nous avons étudié les mécanismes du transport du récepteur de la progestérone en utilisant des mutants de délétion [9]. Nous avons ainsi montré que le récepteur présente deux signaux de localisation nucléaire.

Le signal principal est localisé dans la région charnière entre les régions de liaison à l'ADN et de liaison à l'hormone, autour des acides aminés 638 à 642 (figure 1), et homologue au signal présent dans l'antigène T du virus SV40. Ce signal potentiel est constitutif

* Hôpital Bicêtre, INSERM U135 (Hormones et Reproduction) 94275 Le Kremlin Bicêtre Cedex, France.

(actif en l'absence d'hormone). S'il est délété, le récepteur devient cytoplasmique en l'absence d'hormone. Cette séquence est totalement conservée dans les récepteurs de lapin et humain : il contient une seule modification sur un résidu non basique, dans le récepteur de poulet. Des séquences homologues sont retrouvées exactement à la même position de la protéine dans tous les récepteurs stéroïdiens. Pour un récepteur donné, cette région est hautement conservée d'une espèce à l'autre. Un mutant ne présentant pas ce signal est cytoplasmique en l'absence d'hormone. Cependant, il est totalement transloqué dans le noyau en sa présence, ce qui suggère l'existence d'autres mécanismes de transfert.

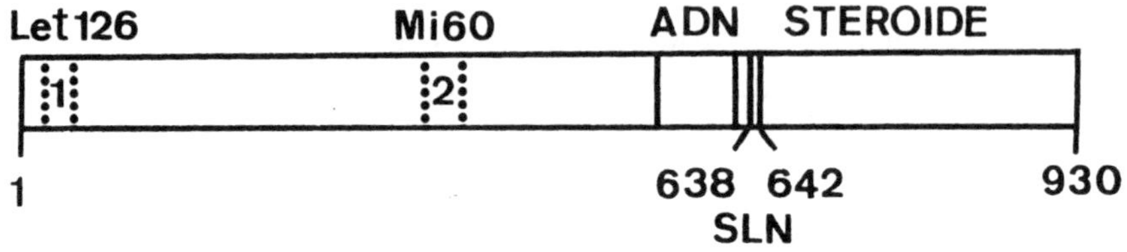

Fig. 1. - Schéma du récepteur de la progestérone.
Les différents domaines de la protéine sont figurés : domaine de liaison à l'ADN (ADN), au stéroïde (STÉROIDE) et domaine charnière entre ces 2 domaines, où se trouve le signal de localisation nucléaire constitutif (SLN : signal de localisation nucléaire). Les épitopes reconnus par les anticorps Let 126 [1] et Mi60 [2] sont schématisés.

En étudiant la localisation de différents mutants de délétion et à l'aide d'expériences de déplétion énergétique (figure 2), nous avons montré qu'il existe un second signal, localisé dans le deuxième doigt de zinc du domaine de liaison de l'ADN [10]. Ce signal est masqué et démasqué par les mêmes mécanismes que ceux régulant l'activité du domaine de liaison de l'ADN. L'analyse de la séquence de ce domaine montre deux régions basiques qui pourraient être des signaux de localisation nucléaire (acides aminés 614 à 618 et 624 à 627). Un mutant ne présentant pas le premier signal, cytoplasmique en l'absence d'hormone, a une activité biologique presque complète quand il est saturé en hormone, montrant que la localisation nucléaire initiale n'est pas indispensable pour l'activité biologique.

2. OLIGOMÉRISATION DU RÉCEPTEUR DE LA PROGESTÉRONE

L'existence d'une dimérisation des récepteurs a été mise en évidence *in vitro* par des expériences de retard sur gel [11].

En délétant des épitopes reconnus par des anticorps monoclonaux il nous a été possible d'observer la localisation subcellulaire de mutants du récepteur, *in vivo*, dans la même cellule [9]. En l'absence d'hormone, le récepteur de la progestérone est transporté dans le noyau sous la forme de monomère. Après administration d'hormone, un monomère cytoplasmique est entraîné dans le noyau après interaction avec un monomère nucléaire (figure 3). Cette interaction fait intervenir le domaine de liaison du stéroïde des deux monomères. La formation d'oligomères est indépendante de la liaison à l'ADN.

3. MISE EN ÉVIDENCE D'UNE NAVETTE DES RÉCEPTEURS DES HORMONES STÉROIDES

La formation d'oligomères entre mutants cytoplasmiques et nucléaires implique que les monomères entrent en contact. Cela peut se produire suivant deux mécanismes :

- soit la forme cytoplasmique du récepteur diffuse dans le noyau, mais elle ne peut pas y rester, sauf si une forme nucléaire est présente. La formation d'oligomère induite par l'hormone capture alors le récepteur mutant cytoplasmique dans le compartiment nucléaire ;
- soit le monomère nucléaire fait continuellement la navette entre les compartiments cytoplasmique et nucléaire où il s'accumule activement. Durant cette navette, il peut rencon-

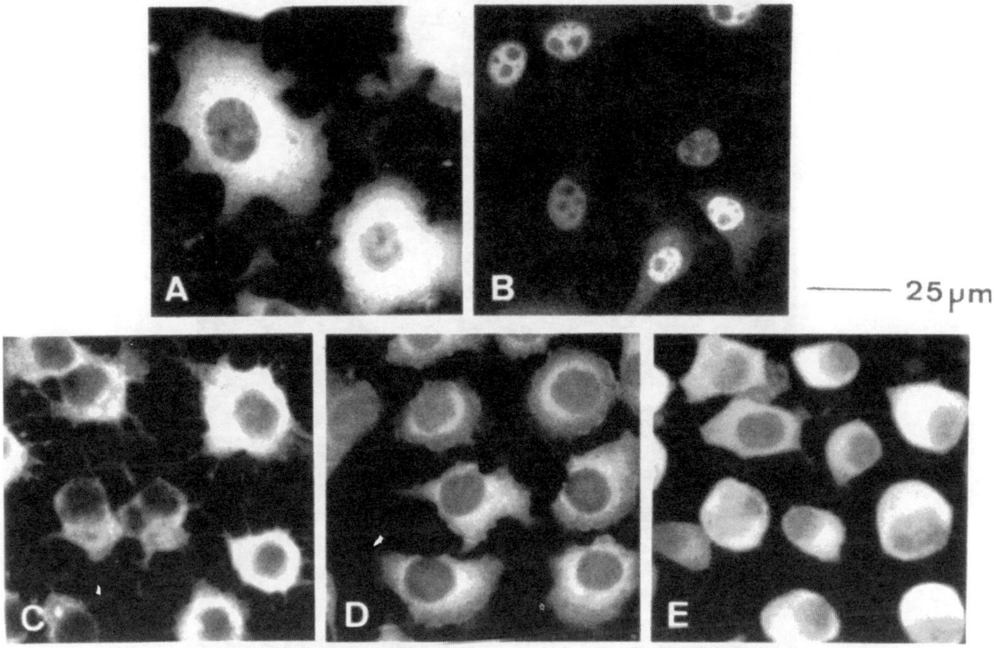

Fig. 2. - La déplétion énergétique inhibe le transfert nucléaire du mutant cytoplasmique (638-642) induit par l'hormone.

Une lignée cellulaire exprimant de façon permanente le mutant cytoplasmique 638-642 a été obtenue. Les cellules ont été cultivées dans différents milieux. Elles ont ensuite été fixées et l'immunocytochimie a été pratiquée en utilisant un anticorps monoclonal dirigé contre le récepteur de la progestérone et un second anticorps couplé à la fluorescéine.

A : Les cellules sont incubées dans un milieu standard, sans hormone. Le mutant est cytoplasmique.

B : Les cellules sont incubées dans le même milieu que pour A, auquel un agoniste de la progestérone (R5020 10^{-8}M) a été ajouté durant 4 h. Le mutant est transféré dans le noyau sous l'effet de l'hormone.

C : Les cellules sont incubées dans un milieu sans glucose. L'azide et l'hormone sont ajoutés durant 4 h. Le transfert nucléaire induit par l'hormone est inhibé par la déplétion énergétique.

D : Les cellules sont incubées dans le même milieu que pour C, mais l'azide est remplacé par l'actractyloside. Le transfert nucléaire induit par l'hormone est inhibé par la déplétion énergétique.

E : Les cellules sont incubées dans le même milieu que pour A. L'hormone est ajoutée durant 4 h et les cellules sont incubées à 4°C. Le transfert nucléaire est inhibé par l'hypothermie.

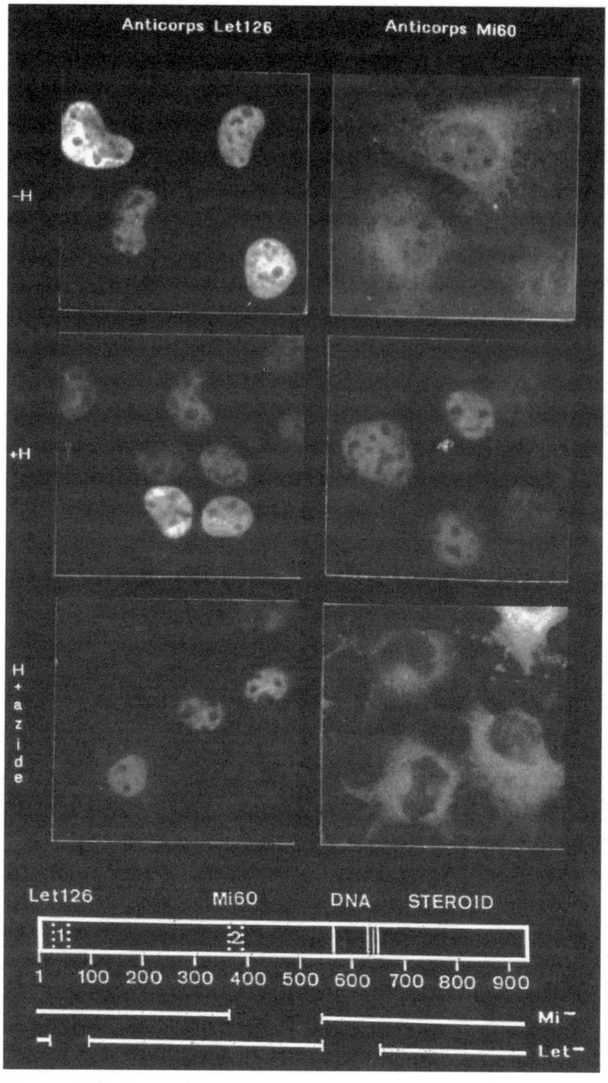

Fig. 3. - Mise en évidence de l'oligomérisation et de la navette du récepteur de la progestérone.
En haut : Microphotographies des expériences d'immunocytochimie.
En bas : Représentation schématique des mutants utilisés.
Mi– : mutant nucléaire délété de l'épitope reconnu par l'anticorps Mi60 [2], détecté par l'anticorps Let126.
Let– : mutant cytoplasmique délété de l'épitope reconnu par l'anticorps Let126 [1], détecté par l'anticorps Mi60.
Dans chaque expérience les 2 anticorps sont utilisés en parallèle.
En l'absence d'hormone (–H) : le mutant nucléaire (détecté avec le Let126) reste nucléaire, le mutant cytoplasmique (détecté avec le Mi60) reste cytoplasmique.
En présence d'hormone (+H) : le mutant nucléaire (détecté avec le Mi60) devient nucléaire mettant en évidence l'oligomérisation.
Si on ajoute un inhibiteur de l'énergie avant l'hormone (H+Azide) : le mutant nucléaire (détecté avec le Let126) reste principalement nucléaire, le mutant cytoplasmique (détecté avec le Mi60) reste cytoplasmique. Le cotransport des monomères est donc un mécanisme actif. Le monomère nucléaire doit donc diffuser hors du noyau avant d'interagir avec le monomère cytoplasmique qu'il entraîne activement dans le noyau. Le récepteur effectue dont en permanence une navette entre les 2 compartiments.

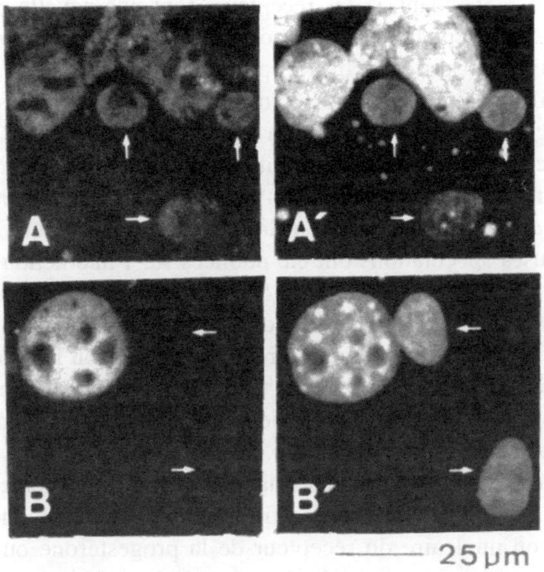

Fig. 4. - Transfert de récepteur entre des noyaux de différentes espèces dans des hétérocaryons.
A et A' : Des cellules de souris exprimant en permanence le récepteur de la progestérone ont été fusionnées avec des cellules humaines n'exprimant pas le récepteur. Les hétérocaryons ont été observés en présence de cycloheximide pour inhiber la néosynthèse du récepteur de la progestérone. Le récepteur de la progestérone a été visualisé par immunofluorescence (A). Les noyaux humains (flèches) et de souris peuvent être distingués par la fixation du colorant de Hoechst 33258 (A') visualisant l'ADN satellite dans les noyaux de souris. Après la fusion, le récepteur de la progestérone apparaît dans les noyaux des cellules humaines.
B et B' : Expérience contrôle dans laquelle les cellules n'ont pas été fusionnées. Le récepteur de la progestérone est détecté par immunofluorescence (B). La coloration de Hoechst 33258 permet de différencier les deux types cellulaires (B'). Les cellules humaines ne contiennent pas de récepteur (flèche).

trer le monomère cytoplasmique. Nous avons utilisé deux types d'expériences pour étudier ces mécanismes, d'une part des expériences indirectes de déplétion énergétique (figure 3), d'autre part des expériences directes consistant en l'étude de la migration du récepteur entre différents noyaux dans des hétérocaryons (figure 4). Dans ces conditions nous avons montré que la présence du récepteur de la progestérone dans le noyau est un phénomène dynamique, résultant d'un transport actif continu dans le noyau, contrebalancé par une diffusion dans le cytoplasme [10]. Des expériences préliminaires avec le récepteur de l'estradiol nous ont permis de montrer que ce phénomène pourrait être un phénomène général dans le cas des récepteurs des hormones stéroïdes.

Ce mécanisme de localisation nucléaire des récepteurs permet d'expliquer différentes observations. La localisation cytosolique des récepteurs de la progestérone et de l'estradiol après homogénéisation est probablement due à la diffusion à travers la membrane nucléaire dans des conditions où un transport actif est bloqué par la dilution et la basse température. Le récepteur des glucocorticoïdes, localisé en l'absence de ligand dans le cytoplasme ou dans le cytoplasme et le noyau, a été considéré comme totalement différent du récepteur de l'estradiol et de la progestérone, localisé dans le noyau. De nombreux auteurs ont été surpris par le fait que des molécules aussi semblables puissent être si différentes par leur localisation intracellulaire. Cependant, si les récepteurs font une navette permanente entre les deux compartiments, le récepteur des glucocorticoïdes peut être simplement quantitativement et non qualitativement différent du récepteur de l'estradiol et de la progestérone. Un signal de localisation nucléaire constitutif moins actif entraîne un temps de présence dans le cytoplasme plus long et donc une distribution apparente préférentielle dans le cytoplasme. La diminution d'efficacité de ce signal pourrait être due à ce qu'il est masqué par le domaine de liaison à l'hormone. La compréhension des fonctions des récepteurs peut aussi être modifiée par le fait que ces récepteurs font la navette entre les deux compartiments. Par exemple, de nombreuses spéculations ont été publiées sur l'interaction des récepteurs avec la protéine de choc thermique de 90kDa, la hsp90. Celle-ci est retrouvée principalement dans le cytoplasme. Il a donc été conclu dans certains cas que la liaison du récepteur à cette protéine était un artéfact dû à l'extraction du récepteur du noyau lors de l'homogénéisation cellulaire. Au contraire, d'autres publications tendent à prouver qu'une faible portion de la hsp90 est nucléaire. Ces discussions sont évidemment sans objet si les récepteurs font la navette permanente entre noyau et cytoplasme.

Si le mécanisme de l'entrée des protéines dans le noyau est largement étudié, il n'en va pas de même du mécanisme de leur sortie. Afin d'étudier cette étape, nous avons greffé les signaux de localisation nucléaire du récepteur de la progestérone ou de l'antigène T de SV40 sur une protéine cytoplasmique, la ß- galactosidase. Nous avons observé que ces signaux confèrent à cette protéine la propriété d'effectuer la navette entre le noyau et le cytoplasme. Par ailleurs, une protéine dépourvue de signal, micro-injectée dans le noyau, ne peut en sortir. Les mêmes signaux sont donc impliqués à la fois dans l'entrée et dans la sortie des protéines du noyau [12]. De plus, alors que l'entrée dans le noyau nécessite de l'énergie, la sortie n'en nécessite pas. Ces résultats suggèrent que la navette nucléocytoplasmique est un phénomène général pour les protéines nucléaires qui pourraient alors subir des modifications dans le cytoplasme et y exercer certaines de leurs activités biologiques. Ceci implique également qu'au moins une partie de la machinerie cellulaire impliquée dans l'entrée des protéines nucléaires pourrait fonctionner de façon bidirectionnelle. ●

RÉFÉRENCES

[1] GORSKI J., TOFT D., SHYAMALA G., SMITH D. and NOTIDES A. (1968) : Recent Prog. Horm. Res., 24, 45-80.

[2] JENSEN E.V., SUZUKI T., KAWASHIMA T., STUMPF W.E., JUNGBLUT P.W. and De SOMBRE E.R., Proc. Natl. Acad. Sci. USA (1968), 59, 632-636.

[3] KING W.J. and GREENE G.L. (1984) : Nature. 307, 745-747.

[4] PERROT-APPLANAT M., LOGEAT F., GROYER-PICARD M.T. and MILGROM E. (1985) : Endocrinology. 116, 1473-1484.

[5] KALDERON D., ROBERTS B.L., RICHARDSON W.D. and SMITH A.E. (1984) : Cell. 39, 499-503.

[6] ROBBINS J., DILWORTH S.M., LASKEY R.A. and DINGWALL C. (1991) : Cell. 64, 615-623.

[7] NEWMEYER D.D. and FORBES D.J. (1988) : Cell. 52, 614-653.

[8] RICHARDSON W.D., MILLS A.D., DILWORTH S.M., LASKEY R.A. and DINGWALL C. (1988) : Cell. 52, 655-661.

[9] GUIOCHON-MANTEL A., LOOSFELT H., LESCOP P., SAR S., ATGER M., PERROT-APPLANAT M. and MILGROM E. (1989) : Cell. 57, 1147-1154.

[10] GUIOCHON-MANTEL A., LESCOP P., CHRISTIN-MAITRE S., LOOSFELT H., PERROT-APPLANAT M. and MILGROM E. (1991) : EMBO J. 10, 3851-3859.

[11] KUMAR V. and CHAMBON P. (1988) : Cell. 55, 145-156.

[12] GUIOCHON-MANTEL A., DELABRE K., LESCOP P., MILGROM E. (1994) : Proc. Nalt. Acad. Sci. USA, sous presse.

BASES MOLÉCULAIRES DES PUBERTÉS PRÉCOCES GONADOTROPHINES-INDÉPENDANTES : LE SYNDROME DE Mc CUNE-ALBRIGHT

S. LUMBROSO*, J.-M. LOBACCARO*, et Ch. SULTAN*/**

INTRODUCTION

A côté des pubertés précoces vraies (idiopathiques ou neurogènes) qui relèvent d'une activation prématurée de l'axe gonadotrope, il existe un certain nombre de pseudo-pubertés précoces, qui se définissent par leur caractère périphérique c'est-à-dire indépendant d'une hypersécrétion de LH-RH.

Parmi les étiologies habituelles de ces pubertés précoces gonadotrophines-indépendantes, on retrouve les tumeurs sécrétantes de la surrénale, des gonades, les tumeurs périphériques produisant HCG. Une place particulière a été réservée aux syndromes d'autonomie gonadique dont les deux prototypes sont le syndrome de Mc Cune-Albright (chez la fille) et la testotoxicose familiale chez le garçon.

Considérées pendant longtemps comme des situations énigmatiques, la biologie moléculaire vient de fournir une base scientifique à ces pubertés précoces gonadotrophines-indépendantes.

1. LE SYNDROME DE Mc CUNE-ALBRIGHT : ASPECTS CLINIQUES ET BIOLOGIQUES

Le syndrome de Mc Cune-Albright (SMA), est caractérisé par l'association d'une puberté précoce, de taches cutanées café-au-lait, d'une dysplasie fibreuse osseuse et de divers endocrinopathies : adénomes hypophysaires sécrétant l'hormone de croissance, goitres hyperthyroïdiens, hyperplasies surrénaliennes.

1. La puberté précoce (de la fillette presque exclusivement) représente l'élément constant du syndrome. Elle se caractérise par l'extrême précocité de sa survenue et la gravité immédiate du tableau clinique inaugural : le SMA se révèle volontiers par l'apparition de règles isolées dès les premiers mois, les premières années de la vie. Ce n'est qu'ultérieurement que le tableau clinique se complétera : développement de la glande mammaire, de la pilosi-

* Unité de Biochimie Endocrinienne du Développement et de la Reproduction, Hôpital Lapeyronie et INSERM U58, Montpellier.
** Endocrinologie et Gynécologie Pédiatriques, Service de Pédiatrie I, Hôpital A. de Villeneuve, Montpellier.

té pubienne, accélération de la vitesse de croissance, lésions osseuses. A l'examen clinique, l'observation de taches café-au-lait est d'un intérêt diagnostique incontestable.

Les kystes de l'ovaire souvent volumineux découverts à l'échographie ont une évolution volontiers cyclique et posent un problème thérapeutique difficile : l'ovariectomie est souvent nécessaire devant l'échec de toute tentative de freination [12].

L'accélération de la vitesse de croissance est importante (+2, +3DS), constante, de l'ordre de 9 à 10 cm par an et résistante au traitement. La maturation osseuse est également accélérée. Elle progresse de 2 à 3 ans, et va, de ce fait, compromettre gravement le pronostic statural.

Les investigations complémentaires ont permis de situer ces précocités pubertaires dans le cadre des syndromes d'autonomie ovarienne. En effet la LH de base, comme la réserve en LH (au cours du test au LHRH) est faible ; l'analyse des pouls spontanés en FSH et LH est peu informative. Il s'agit donc d'une puberté précoce LH-FSH indépendante [7].

Le taux d'estradiol plasmatique est très variable dans le temps, mais souvent supérieur à celui observé dans les pubertés précoces centrales.

L'hyperproduction d'hormone de croissance est largement plus importante que celle qui accompagne les pubertés précoces centrales : elle s'inscrit habituellement dans le cadre d'une tumeur hypophysaire, hyperplasie ou adénome dont la prise en charge médicale ou chirurgicale reste difficile [4].

2. Les lésions cutanées constituent une donnée caractéristique du SMA : il s'agit de taches « café-au-lait » dont la bordure irrégulière (« cote du Maine ») les différencie des taches analogues mais plus régulières observées dans la neurofibromatose. Ces taches sont peu nombreuses : leur répartition est volontiers unilatérale.

3. La dysplasie fibreuse des os constitue le dernier élément du triptyque. Cette atteinte osseuse peut rester longtemps silencieuse ou ne se révéler qu'au décours d'un traumatisme léger ou d'une fracture spontanée. Cette dysplasie osseuse se traduit radiologiquement par des images pseudokystiques du cortex osseux qui envahissent plus ou moins rapidement l'ensemble du squelette.

L'une des complications essentielles, dramatique, est l'hyperostose de la base du crâne et son risque de compression du canal optique avec perte de la vision.

L'hyperprolactinémie est fréquemment retrouvée : elle relève habituellement du même mécanisme que celui invoqué pour l'hypersécrétion de GH. Cette hyperprolactinémie ne modifie pas l'évolutivité de la puberté précoce [4, 17].

Un hypercorticisme est également noté dans certaines observations. Son caractère autonome est toujours démontré : l'ACTH est constamment à des valeurs basses [12].

Il existe, dans certains cas, un hyperfonctionnement de la glande thyroïde : hyperthyroïdie avec goitre mais à TSH normale [6].

De la même façon, un hyperparathyroïdisme associé à des taux élevés de calcium et de phosphatase alcaline a été rapporté chez des patients qui présentaient des lésions osseuses et une fracture spontanée.

2. BASES MOLÉCULAIRES DU SYNDROME DE Mc CUNE-ALBRIGHT

La localisation particulière des lésions cutanées et le caractère sporadique du SMA (absence de cas documentés de transmission héréditaire) ont fait penser que la maladie était due à une mutation dominante somatique survenant précocement au cours du développement [8]. Le résultat serait une distribution en mosaïque des cellules anormales. La survenue et la sévérité des anomalies osseuses, cutanées et endocriniennes dépendraient du nombre et de la localisation des cellules portant la mutation.

De plus, les divers syndromes d'hyperfonctionnement endocrinien observés au cours du SMA ont en commun la mise en jeu de cellules qui répondent aux signaux extra-cellulaires par l'activation du système adénylcyclase. En effet, la croissance et l'activité des gonades, de la thyroïde, du cortex surrénalien, de certaines cellules hypophysaires, des mélanocytes et des ostéoblastes sont stimulées par une augmentation de l'AMPc intracellulaire sous la dépendance de l'adénylcyclase membranaire.

L'hypothèse d'une hyperproduction locale d'AMP cyclique, évoquée il y a quelques années [12], vient de trouver confirmation : le SMA est dû à une lésion génétique qui conduit à une activation constitutive de l'adénylcyclase.

La modification de l'AMPc intracellulaire fait intervenir plusieurs composants selon un mécanisme très général de transmission du message hormonal qui concerne des signaux extracellulaires aussi divers que les hormones peptidiques, certains facteurs de croissance, les neurotransmetteurs et les stimuli sensoriels (lumière, odeurs), et qui comporte en particulier le couplage à des protéines G.

Le système de transduction du signal hormonal protéine G-dépendant

Ce système de transduction fait intervenir 3 composantes distinctes, un récepteur, une protéine G et un effecteur en une cascade de réactions qui aboutit à l'activation de l'effecteur. Celui-ci agit sur la concentration intracellulaire d'une molécule appelée second messager, modifiant ainsi l'activité métabolique de la cellule (figure 1).

Les récepteurs couplés à des protéines G. Ils constituent une grande famille riche de centaines de membres. Ces récepteurs partagent une structure commune comportant une extrémité NH2-terminale extra-cellulaire, une extrémité COOH-terminale intra-cellulaire et une partie centrale qui traverse à 7 reprises la membrane cellulaire, constituant 7 domaines transmembranaires, 3 boucles extra-cellulaires et 3 boucles intra-cellulaires [5]. La liaison de l'hormone s'effectue au niveau des segments N-terminaux extra-cellulaires ou transmembranaires, tandis que l'interaction avec les protéines G met en jeu la 3e boucle intracellulaire et la partie C-terminale du récepteur.

Les effecteurs régulés par les protéines G. Il peut s'agir de protéines transmembranaires (adénylcyclase, certains canaux ioniques) comme des protéines extramembranaires telles que la cGMP phosphodiestérase ou la phospholipase C-ß. Il n'existe donc pas, contrairement aux récepteurs, de structure commune des effecteurs liés aux protéines G.

Les protéines G appartiennent à la superfamille des GTPases, qui ont comme propriété commune de lier et d'hydrolyser le GTP [15]. Elles fonctionnent comme des « commutateurs moléculaires » [2], existant sous deux états : un état inactif lorsqu'elles lient le GDP et un état actif lorsqu'elles lient le GTP. Le passage de la forme active à la forme inactive s'effectue grâce à l'activité GTPasique intrinsèque de ces protéines (figure 2).

Les protéines G de transduction sont des protéines hétérotrimériques, localisées sur la face interne de la membrane cellulaire et constituées de trois sous-unités. La sous-unité α porte le site de liaison au GTP et possède l'activité GTPasique. Les sous-unités ß et γ sont associées par des liaisons fortes mais non covalentes [16]. Ce sont les sous-unités α qui confèrent leurs spécificités fonctionnelles aux différents types de protéines G, en régulant l'activité de l'effecteur. La forme hétérotrimérique est nécessaire pour la liaison au récepteur qui s'effectue essentiellement au niveau de la portion COOH-terminale de la sous-unité α.

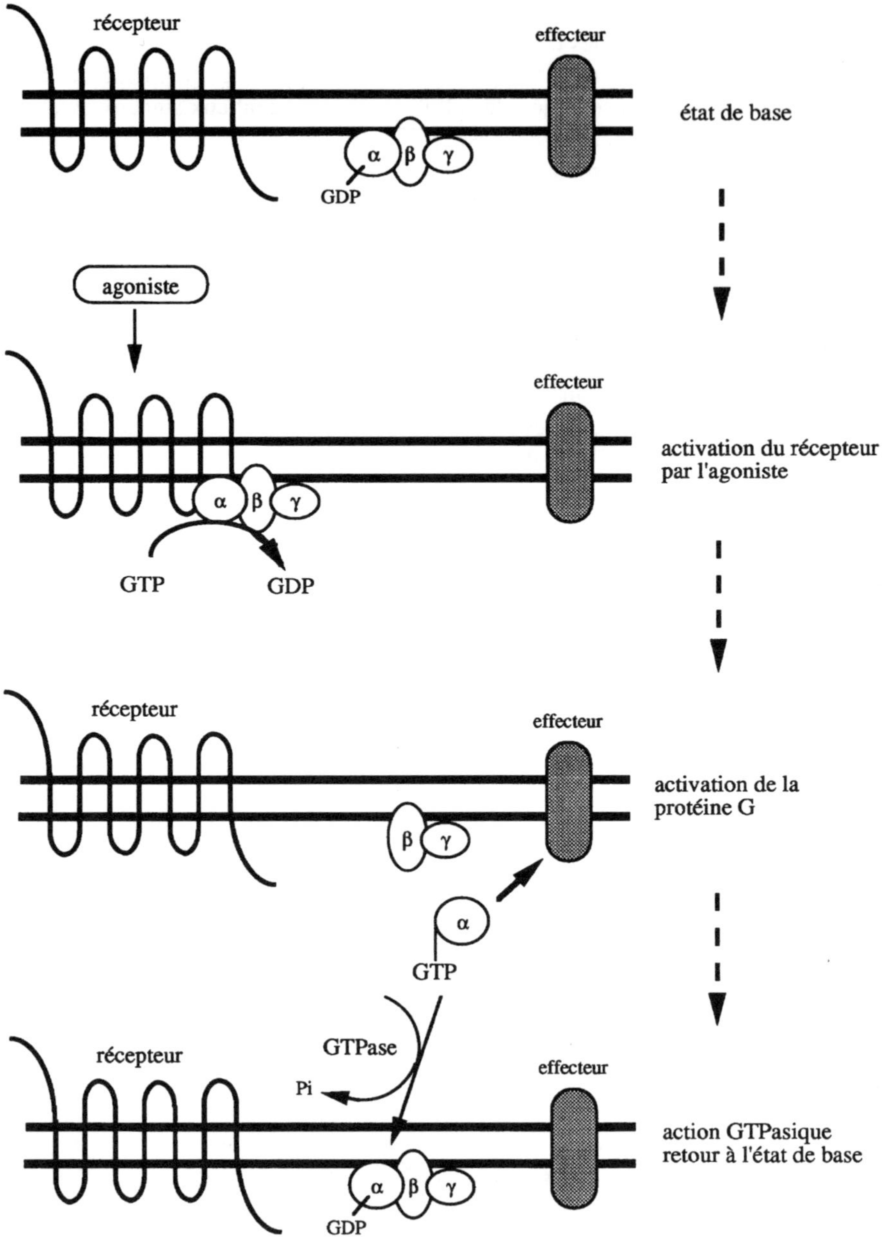

Fig. 1. - Schéma général du mode de transduction du signal hormonal par les protéines G.

16 sous-unités ∝ différentes, codées par des gènes différents ont été identifiées chez l'homme. Elles peuvent être activées par différents récepteurs et agir sur des effecteurs variés. Les comparaisons de séquences et de fonctions permettent de classer les protéines G en 4 grandes classes : les protéines Gs, Gi, Gq et G_{12}. Cependant l'association d'une protéine G à un effecteur unique n'est établie que pour quelques protéines G. Ainsi, sur la base

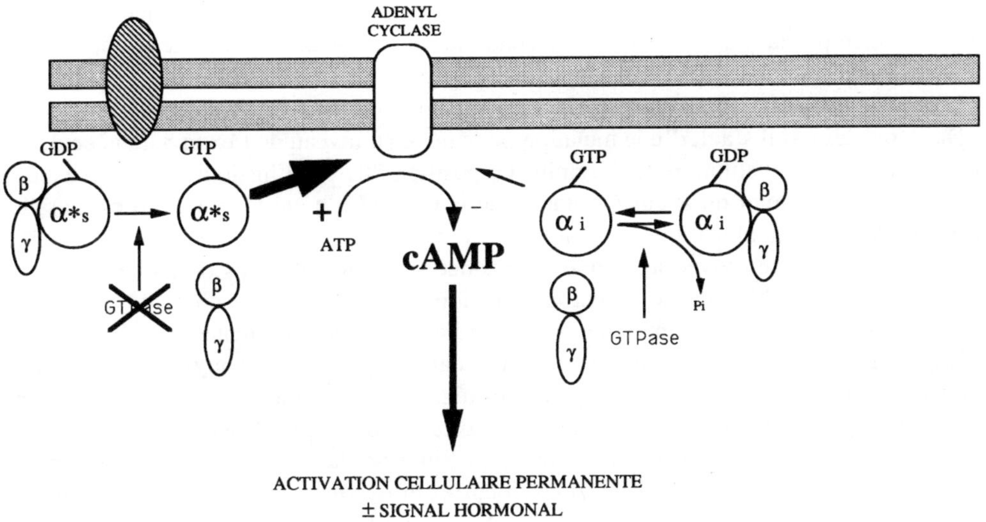

Fig. 2. - Conséquences de la mutation de l'Arg201 de la sous-unité ∝s. Il y a suppression de l'activité GTPasique intrinsèque. La cellule cible est activée en permanence qu'il y ait ou non signal hormonal.

de caractéristiques fonctionnelles, la sous-unité ∝ de type Gs (G∝s), la mieux connue, a été définie comme étant activatrice de l'adénylcyclase, augmentant ainsi la concentration d'AMPc intracellulaire. A l'inverse la sous-unité Gi (G∝i) inhibe l'activité de l'adénylcyclase. Ainsi, la production d'AMPc (et donc l'activité cellulaire) résulte d'un équilibre entre l'action activatrice de la protéine G∝s et l'action inhibitrice de la protéine G∝i. Toute augmentation de protéine Gs ou, à l'inverse, toute réduction de protéine G_i pourra être responsable d'une hyperactivité cellulaire.

Bases moléculaires du syndrome de Mc Cune-Albright

Des modifications covalentes des protéines Gs sont responsables d'une augmentation de l'activité adénylcyclase en l'absence de stimulation hormonale. Ainsi, l'ADP-ribosylation de l'Arg201 du domaine G2 de G∝s par la toxine cholérique (CTX) entraîne l'activation constitutive de G∝s au niveau des cellules épithéliales intestinales [1].

De même, des mutations de l'Arg201 et de la Gln227 (analogue de la Gln61 de *ras*), sont responsables d'une activation constitutive de la protéine Gs (figure 2). Landis et al. [9] ont identifié dans certains adénomes hypophysaires somatotropes des substitutions ponctuelles de l'Arg201 en Cys ou Leu et de la Gln227 en Arg ou Leu et confirmé par des transfections le rôle de ces mutations sur la diminution de l'activité GTPasique de Gs.

Les caractéristiques cliniques et paracliniques du SMA, le caractère autonome et AMPc-dépendant des hyperfonctionnements endocriniens et la mise en évidence de mutations activatrices du gène de la sous-unité G∝s dans certaines tumeurs somatrotophes et thyroïdiennes [3, 9, 11, 18], deux situations associées au SMA, sont à l'origine de l'hypothèse suivante : la survenue du SMA peut être expliquée par une mutation somatique du gène de G∝s, mutation intervenant tôt dans le développement et entraînant l'expression d'une protéine Gs activée de façon constitutive dans de multiples tissus, selon une disposition en mosaïque.

Cette hypothèse, qui apporte une base moléculaire au syndrome de Mc Cune-Albright, a été confirmée par la mise en évidence récente de mutations activatrices de ∝s dans différents tissus de patients porteurs de la maladie [13, 15, 19].

Les résultats obtenus soulignent quelques points importants.

Dans tous les cas il s'agit d'une mutation ponctuelle au niveau de l'exon 8 du gène de ∝s, responsable de la substitution de l'arginine en position 201 par l'histidine ou la cystéine. Il est intéressant de noter qu'aucune mutation de la Gln227 n'a été rapportée. Il est possible que la mutation de la glutamine 227 soit léthale [15].

La mutation est retrouvée avec une abondance variable selon les tissus ce qui est en accord avec l'hypothèse d'une mutation somatique survenant tôt au cours du développement, et responsable d'une population monoclonale de cellules anormales.

Les tissus endocriniens atteints (ovaires, surrénales, thyroïde, hypophyse) portent tous la mutation et celle-ci est plus abondante dans les régions proliférant de façon anormale. Ainsi il faut noter que la mutation est rarement retrouvée au niveau des leucocytes circulants, ce qui évoque l'intégrité du système médullaire. A l'inverse, la mutation n'a été mise en évidence que rarement au niveau des lésions cutanées et osseuses qui sont pourtant deux des caractéristiques essentielles du syndrome de Mc Cune-Albright. La difficulté d'amplification des spécimens cutanés et osseux, ainsi que la faible proportion des cellules atteintes (mélanocytes et ostéoblastes) dans les taches café-au-lait et la dysplasie fibreuse, peuvent expliquer ce paradoxe.

Dans notre expérience, portant sur 4 patients, l'étude par séquençage de l'ADN extrait de différents tissus : leucocytes circulants, lésions cutanées, kystes ovariens n'a pas montré de mutation ce qui rend compte vraisemblablement de la faible proportion de cellules mutées dans les tissus lésés de par la distribution en mosaïque [10] et souligne les difficultés techniques de mise en évidence de ces mutations somatiques.

Par ailleurs un certain nombre de manifestations cliniques du syndrome de Mc Cune-Albright touchant des tissus non endocriniens ont été décrites : hépatopathie chronique, hyperplasie thymique, polypes gastro-intestinaux, affections cardiopulmonaires, mort soudaine [19]. Dans quelques cas des mutations de G∝s ont été retrouvées dans ces tissus. Le rôle de ces mutations dans le développement des manifestations non endocrines du Mc Cune-Albright reste à être démontré.

Enfin, il est intéressant de noter que des mutations *gsp* ont été mises en évidence dans certains tissus (pancréas, rein, leucocytes périphériques) sans anomalies cliniques. Une explication pourrait être un bas niveau d'expression du gène mutant en ARN ou protéine au niveau de ces tissus. Une autre possibilité serait une augmentation de l'activité phosphodiestérase venant compenser dans ces tissus l'augmentation d'AMPc [20].

3. AUTRES PUBERTÉS PRÉCOCES GONADOTROPHINES-INDÉPENDANTES

La puberté précoce observée dans le syndrome de Mc Cune-Albright résulte donc d'une anomalie de la protéine Gs, entraînant une stimulation constitutive de l'adénylcyclase et donc une augmentation anormale de l'AMPc cellulaire. Shenker et al. [14] viennent de démontrer l'intervention d'un autre composant de la transmission du message hormonal, le récepteur membranaire, dans la pathogénie d'un autre type de puberté précoce gonadotrophine-indépendante : la puberté précoce mâle familiale ou testotoxicose familiale. Les auteurs ont recherché des mutations du récepteur de LH dans 8 formes familiales de testotoxicose. Ils ont retrouvé, dans tous les cas, une substitution Gly-Asp en position 578 au niveau de la 6e hélice transmembranaire du récepteur de LH. La transfection du récepteur muté dans des cellules Cos7 a entraîné une importante augmentation de l'AMPc en l'absence d'agoniste, démontrant que l'activité leydigienne autonome dans la testotoxicose est due à une activation constitutive du récepteur de LH.

CONCLUSION

Les progrès importants réalisés en matière de biologie moléculaire ont fourni une base cohérente à la physiopathologie des syndromes d'autonomie gonadique responsable de puberté précoce. Le syndrome de Mc Cune-Albright relève donc d'une mutation de la sous-unité αs des protéines G, responsable d'une activation constitutive de l'adénylcyclase membranaire et donc d'une production excessive d'AMPc en l'absence de ligand. Cette activation permanente de l'adénylcyclase rend compte du caractère autonome de l'hyperactivité ovarienne, mais également des hyperactivités somatotrope, thyréotrope, parathyroïdienne... observées au cours du SMA.

Le syndrome de Mc Cune-Albright représente donc un prodigieux modèle d'étude des systèmes de transduction du signal protéines G-dépendants et confirme l'apport déterminant de la génétique moléculaire dans la compréhension de ce type de puberté précoce. ●

RÉFÉRENCES

[1] BIRNBAUMER L., ABRAMOWITZ J., BROWN A.M. : Receptor-effector coupling by G proteins. Biochim. Biophys. Acta, 1990, 1031, 163-224.

[2] BOURNE H.R., SANDERS D.A., McCORMICK F. : The GTPase superfamily : a conserved switch for diverse cell functions. Nature, 1990, 348, 125-132.

[3] CLEMENTI E., MALGARETTI N., MELDOLESI J., TARAMELLI R. : A new constitutively activating mutation of the Gs protein ∝ subunit-gsp oncogene is found in human pituitary tumours. Oncogene, 1990, 5, 1059-1061.

[4] CUTTLER L., JACKSON J.A., uz-ZAFAR M.S., LEVITSKY L., MELLINGER R.C., FROHMAN L.A. : Hypersecretion of growth hormone and prolactin in McCune-Albright syndrome. J. Clin. Endocrinol. Metab., 1989, 68, 1148-1154.

[5] DOHLMAN H.G., THORNER J., CARON M.G., LEFKOWITZ R.J. : Model systems for the study of seven-transmembrane-segment receptors. Ann. Rev. Biochem, 1991, 60, 653-688.

[6] FEUILLAN P.P., SHAWKER T., ROSE S.R., JONES J., JEEVANRAM R.K., NISULA B.C. : Thyroid abnormalities in the McCune-Albright syndrome : ultrasonography and hormone studies. J. Clin. Endocrinol. Metab., 1990, 71, 1596-1601.

[7] FOSTER C.M., ROSS J.L., SHAWKER T., PESCOVITZ O.H., LORIAUX D.L., CUTLER Jr G.B. : Absence of pubertal gonadotropin secretion in girls with McCune-Albright syndrome. J. Clin. Endocrinol. Metab., 1984, 5, 1161-1165.

[8] HAPPLE R. : The McCune-Albright syndrome : a lethal gene surviving by mosaicism. Clin. Genet, 1986, 29, 321-324.

[9] LANDIS C.A., MASTERS S.B., SPADA A., PACE A.M., BOURNE H.R., VALLAR L. : GTPase inhibiting mutations activate the ∝ chain of Gs and stimulate adenylyl cyclase in human pituitary tumours. Nature, 1989, 340, 692-696.

[10] LUMBROSO S., DESCLAUX F., LOBACCARO J., COLLET M., WEILL J., TOUBLANC J.E., BELDJORD C., SULTAN C. : Absence of mutation in the G protein as subunit in patients with McCune-Albright Syndrome (MAS). Pediatr. Res, 1993, 30, S90.

[11] LYONS J., LANDIS C.A., HARSCH G., VALLAR L., GRÜNEWALD K., FEICHTINGER H., DUH Q.-Y., CLARK O.H., KAWASAKI E., BOURNE H.R., McCORMICK F. : Two G protein oncogenes in human endocrine tumors. Science, 1990, 249, 655-659.

[12] MAURAS N., BLIZZARD R.M. : The McCune-Albright syndrome. Acta. Endocrinol, 1986, 279, 207-217.

[13] SCHWINDINGER W.F., FRANCOMANO C.A., LEVINE M.A. : Identification of a mutation in the gene encoding the ∝ subunit of the stimulatory G protein of adenylyl cyclase in McCune-Albright syndrome. Proc. Natl. Acad. Sci. USA, 1992, 89, 5152-5156.

[14] SHENKER A., LAUE L., KOSUGI S., MERENDINO Jr J.J., MINEGISHI T., CUTLER Jr G.B. : A constitutively activating mutation of the luteinizing hormone receptor in familial male precocious puberty. Nature, 1993, 365, 652-654.

[15] SPIEGEL A.M., SHENKER A., WEINSTEIN L.S. : Receptor-effector coupling by G proteins : implications for normal and abnormal signal transduction. Endocr. Rev., 1992, 13, 536-565.

[16] SPIEGEL A.M., WEINSTEIN L.S., SHENKER A. : Abnormalities in G-Protein-Coupled Signal Transduction Pathways in Human Disease. J. Clin. Invest, 1993, 92, 1119-1125.

[17] SULTAN C., CHEVALIER C., LEBOUCQ N., DUMAS R. : Hypersecretion of Growth hormone and prolactin in McCune-Albright syndrome. Acta Paediatrica, 1993, 81, 110.

[18] VALLAR L., SPADA A., GIANNATTASIO G. : Altered Gs and adenylate cyclase activity in human GH-secreting pituitary adenomas. Nature, 1987, 330, 566-567.

[19] WEINSTEIN L.S., SHENKER A., GEJMAN P.V., MARINO M.J., FRIEDMAN E., SPIEGEL A.M. : Activating mutations of the stimulatory G protein in the McCune-Albright syndrome. N. Engl. J. Med, 1991, 325, 1688-1695.

[20] ZACHARY I., MASTERS S.B., BOURNE H.R. : Increased mitogenic responsiveness of Swiss 3T3 cells expressing constitutively active Gs∝. Biochem. Biophys. Res. Commun, 1990, 168, 1184-1193.

MÉNOPAUSE PRÉCOCE : GÉNÉTIQUE RÉCENTE

P.G. McDONOUGH* et L. PLOUFFE Jr*

INTRODUCTION

La défaillance ovarienne précoce (DOP) est un état où les ovaires se sont différenciés et ont montré une activité normale mais où ils ont failli avant l'âge physiologique habituel de la ménopause. L'incidence exacte de la DOP est difficile à établir. On estime qu'elle touche environ 2-10 % de toutes les patientes présentant une aménorrhée primaire ou secondaire. Ceci représente entre 1 et 3 % des femmes en général.

La défaillance ovarienne se caractérise par une augmentation des gonadotrophines hypophysaires, mais nombreuses sont les pathologies ovariennes sous-jacentes et les manifestations cliniques. On comprend mieux ces mécanismes à la lueur des phénomènes qui contribuent au développement de la fonction ovarienne normale (tableau I). L'interférence avec n'importe lequel de ces mécanismes normaux peut compromettre le développement ovarien et résulter en dysgénésie, en insuffisance ou en défaillance ovarienne précoce.

Même avec des taux élevés de gonadotrophines sériques, plusieurs femmes atteintes montrent des éléments sécrétoires résiduels au cœur de l'ovaire et peuvent encore répondre à la stimulation par les gonadotrophines [1]. Le diagnostic clinique de la défaillance ovarienne n'est donc pas un phénomène de tout ou rien et l'insuffisance ovarienne peut être interrompue par des épisodes de fonction ovarienne normale et même des grossesses.

LE CHROMOSOME X

L'étude du chromosome X humain continue à stimuler l'esprit scientifique, surtout quand on songe au phénomène unique de l'inactivation d'un des deux chromosomes X chez la femme. Qui plus est, le chromosome X inactivé doit être réactivé dans les cellules germinales féminines pour assurer leur développement normal. Par contraste, l'ontogenèse des cellules germinales masculines compte sur l'inactivation transitoire du seul chromosome X, mécanisme qui semble vouloir limiter la transcription de l'X durant la spermatogenèse. Il est donc de plus en plus évident que la biologie moléculaire des chromosomes X et Y est une clef de voûte dans la résolution des mécanismes qui mènent à la DOP.

Les chromosomes X et Y s'accouplent seulement à la partie distale de leurs bras courts, dans la région de haute homologie (région pseudoautosomale). Cet échange de matériel

* Département d'Obstétrique et Gynécologie, Section d'Endocrinologie de la Reproduction et d'Infertilité, Medical College of Georgia, Augusta, GA, USA 30912.

TABLEAU I

Facteurs ou phénomènes qui contribuent au développement de la fonction ovarienne normale

1. Absence de matériel génétique actif du chromosome Y et présence de 2 chromosomes X génétiquement actifs et intacts dans la lignée de cellules germinales.
2. Migration normale des cellules germinales à la crête germinale.
3. Activité mitotique normale des cellules germinales dans la crête germinale.
4. Développement normal d'une enveloppe de cellules de la granulosa.
5. Transformation normale des ovogonies en ovocytes primaires avec arrêt ordonné du développement au stage dictyotène (prophase méiotique arrêtée).
6. Réponse physiologique du follicule primaire à la FSH fœtale.

génétique s'accompagne occasionnellement d'une translocation des gènes déterminants pour le sexe masculin (SRY) sur le chromosome Y. Chez le sujet féminin 46,XX, l'activité transcriptionnelle et l'échange entre les régions homologues des deux chromosomes X semblent importants à la fois pour le maintien de la conformation normale de la chromatine et pour la progression normale de la cascade de la méiose féminine.

Bien que le phénomène d'inactivation de l'X ait été décrit il y a plus de 30 ans par Mary Lyon, son mécanisme et celui de la réactivation restent inconnus [2]. Toutefois, plusieurs groupes ont récemment identifié un gène dont l'expression coïncide avec l'inactivation du chromosome X [2]. Ce gène se situe sur Xq13, porte le nom de XIST (X Inactive Specific Transcript), et il est impliqué dans l'initiation et la répartition de l'inactivation sur le chromosome X.

L'inactivation de l'X se produit dans les cellules somatiques féminines chez les mammifères. Un mammifère femelle avec deux chromosomes X actifs n'a jamais été observé. Conséquemment, on peut postuler que l'échec de compensation pour le surdosage en provenance de l'X est mortel. L'expression de XIST est temporairement supprimée dans les cellules germinales féminines, assurant l'activité des deux chromosomes X durant la période critique. A cette période, les cellules somatiques jouissent déjà d'une expression normale de XIST sur le chromosome X inactivé. Un échec de la suppression de l'activité de XIST par des facteurs situés en cis ou trans laisse les cellules germinales dans un état similaire aux cellules somatiques avec un seul X actif. Cet état est fonctionnellement analogue au sujet 45,X et résulte en la défaillance ovarienne.

On peut déduire qu'une dysfonction ou que des mutations dans les régions régulatrices de XIST qui interfèrent avec la réactivation de l'X dans les cellules germinales pourraient être très importantes dans l'étiologie de la défaillance ovarienne 46,XX. L'étude de XIST annonce une ère nouvelle dans l'étude de l'inactivation de l'X. Les études sur l'expression de XIST, sa régulation, et les éléments contrôlant les cellules germinales féminines devraient aider à élucider plusieurs des dilemmes de la ménopause précoce chez la femme [3, 4].

CATÉGORIES CLINIQUES DE DÉFAILLANCE OVARIENNE PRÉCOCE

Les étiologies de la DOP chez l'humain sont diverses et dans la majorité des cas, elles restent inconnues. Nous préférons classer les sujets avec DOP selon le résultat des études cytogénétiques, soit : défaillance ovarienne avec insuffisance caryotypique (DOIC) des chromosomes sexuels [chromosomally incompetent ovarian failure (CIOF)] et la défaillance ovarienne avec suffisance caryotypique (DOSC) [chromosomally competent ovarian failure (CCOF)].

1. Défaillance ovarienne avec insuffisance caryotypique (DOIC)

Plusieurs patientes montrent une carence évidente d'une partie du chromosome X avec un caryotype non mosaïque ou mosaïque. Le phénotype des individus avec privation des chromosomes sexuels est très varié et montre à la fois des anomalies somatiques et des gonades en bandelettes. Une discussion détaillée de ces présentations cliniques déborde le cadre de ce communiqué.

L'analyse de la ségrégation de l'antigène Xg révèle une origine maternelle du seul X dans environ 75 % des sujets 45,X. Conséquemment, cette anomalie est probablement d'origine paternelle, suite à la fertilisation d'un ovocyte normal par un sperme sans chromosome X ou Y. Toutefois, il faut admettre qu'un décalage en anaphase au stage postzygotique chez un embryon 46,XX, avec la perte subséquente de la lignée de cellules 46,XX, est un autre mécanisme possible. Les Xq de 46,X, i(Xq) et de 45,X, de l(Xq) semblent être d'origine paternelle. Les aberrations structurales de l'Y associées à la dysgénésie gonadique se présentent sous la forme i(Yq) et r(Y). Le phénotype féminin est maintenu chez de tels individus à cause de l'absence de la portion de l'Y porteuse du Sex Related Gene (SRY).

Deux chromosomes X intacts et actifs sont nécessaires pour le développement ovarien normal. Les corrélations génotype-phénotype suggèrent que les déterminants gonadiques sont localisés près du centromère sur Xp et Xq et sur Yp. Les déterminants de la taille sont probablement sur Xp et Yp.

Parmi les mosaïques, le complément 45,X/46,XY est le plus fréquent, et ce groupe mérite une discussion spéciale [5, 6]. Cette mosaïque peut s'expliquer par un dérangement dans un zygote normal 46,XY. Ce dérangement produit un Y anormal qui se comporte de façon irrégulière durant la mitose et qui cause des réarrangements intrachromosomaux secondaires, voire même une lignée 45,X. Un Y non fluorescent est commun dans la dysgénésie gonadique 45,X/46,XY et représente probablement une modification au cœur de l'ADN plutôt qu'une simple délétion de la partie fluorescente [7]. L'incidence accrue des jumeaux identiques dans les familles avec des individus 45,X/46,XY suggère qu'une erreur de division post-segmentaire suite à un échec pour former des jumeaux identiques 46,XY pourrait aussi être à l'origine de cette mosaïque.

La carence de Xp, et particulièrement de Xcen-Xp11, peut être associée avec toutes les anomalies classiques du syndrome de Turner. Toutefois, ces différentes anomalies, y compris la dysgénésie gonadique, semblent être associées à des délétions sur des régions différentes de Xp et Xq, sans ordre particulier. En général, les points de rupture situés sur Xq au-delà de Xq25 ne produisent pas d'anomalies phénotypiques sauf pour quelques cas d'aménorrhée secondaire ou de DOP [7].

Toute femme porteuse d'un chromosome Y devrait subir une gonadectomie. Le complément 45,X évoque toujours la possibilité qu'une lignée occulte 46,XY ait échappé à la détection à cause du décompte de trop peu de cellules à l'étude cytogénétique ou de déficiences dans l'étude de l'ADN. Si les études cytogénétiques sont équivoques, l'analyse d'ADN devrait être effectuée, par la méthode de Southern ou par Polymerase Chain Reaction (PCR). La séquence cible idéale pour de telles études est celle du satellite alphoïde, composé d'éléments répétitifs localisés sur le centromère du chromosome Y ou tout près de celui-ci [8, 9].

L'incidence de la DOP chez les individus 47,XXX est très variable. Il est fort probable que les individus avec défaillance ovarienne soient en fait porteuses d'une mosaïque 45,X/47,XXX. Une preuve à l'appui de ce phénomène nous vient des cas de diagnostic prénatal où la biopsie chorionique révèle un génotype 45,X/46,XX/47,XXX, l'amniocentèse de suivi un caryotype 47,XXX et le caryotype à la naissance une mosaïque 45,X/47,XXX. On suppose que seule la lignée 47,XXX reste quand ces mêmes femmes sont étudiées pour DOP. Par contraste, les individus eugonadiques 47,XXX non porteuses d'une mosaïque sont victimes d'une non-disjonction paternelle ou maternelle et ne souffrent pas de DOP.

2. Défaillance ovarienne avec suffisance caryotypique (DOSC)

Contrairement aux individus avec DOIC, les femmes souffrant de DOSC ont un phénotype féminin normal et une taille au-delà de 160 cm (63 pouces). Le caryotype est 46,XX ou 46,XY. Elles représentent 30 de nos 82 patientes (36 %) avec défaillance ovarienne primaire. Ces patientes se présentent habituellement à l'âge chronologique de la puberté pour l'évaluation d'infantilisme sexuel et d'aménorrhée. Dans notre série, 40 % de ces femmes avec DOSC avaient déjà eu quelques règles. La détermination des taux sériques de FSH est l'indice diagnostique clef. Les ovaires sont en bandelette ou très petits avec une apparence normale mais des degrés variables d'épuisement folliculaire. Dans le contexte actuel, on peut définir deux sous-groupes : celui avec épuisement complet des follicules ovariens (ménopause précoce irréversible) et celui où des follicules persistent et le retour de la fonction ovarienne, spontané ou induit, reste possible (sécrétoire). Il semblerait logique de distinguer, en fonction de l'histologie, les types afolliculaires et folliculaire, mais il y a trop de chevauchement entre les différents groupes. Pour cette même raison, la biopsie ovarienne par laparoscopie n'est pas utile.

A - Formes XY de DOSC

Cette forme de DOSC est rare mais dans tous ces cas, il faut effectuer une gonadectomie et chercher les autres femmes atteintes dans la famille. Le mécanisme pathologique le plus probable est la régression testiculaire avant la production fœtale de l'hormone anti-mullérienne (AMH). De forts antécédents familiaux ont été rapportés chez des fratries, dans des études sur des jumeaux monozygotiques concordants et chez des individus dans des fratries où il y a évidence de transmission verticale par les femmes de la lignée [10]. Cette transmission verticale et l'absence de consanguinité dans ces cas suggèrent un rôle possible pour un gène lié à l'X. Des délétions de SRY ont été identifiées chez environ 10-12 % des cas sporadiques du syndrome de Swyer 46,XY. Les rares cas de la forme familiale n'ont pas encore été soumis à des études moléculaires avancées [11].

B - Formes XX de DOSC

Il y a plusieurs étiologies pour la forme XX de DOSC. Celles-ci sont présentées dans le tableau II. Nous ne traiterons ici que des éléments génétiques, avec une emphase particulière sur les découvertes récentes.

Il est rare de trouver des micro-délétions du chromosome X, qui peuvent être identifiées seulement par un caryotype à haute résolution ou par des études moléculaires [12]. En fait, certains des syndromes de micro-délétions sur Xp ne sont pas nécessairement associés à l'insuffisance gonadique. Ces délétions sur la partie proximale de Xp compromettent les gènes pour la sulfatase stéroïdienne, la glycerol kinase et le gène responsable de l'hypoplasie surrénalienne congénitale [13]. Quelques hommes avec des délétions d'un ou de plusieurs de ces gènes souffrent aussi d'hypogonadisme hypogonadotropique avec anosmie [14]. Le gène pour le syndrome de Kallman (Kalig-1), avec hypogonadisme hypogonadotropique et anosmie, a été localisé à cette région. Il semble toutefois que des délétions de Xp chez les individus 46,XX n'ont pas d'effet, probablement grâce à l'inactivation du chromosome X porteur de la délétion. L'étude détaillée des deux chromosomes X par caryotype à haute résolution chez un grand nombre de femme avec défaillance ovarienne 46,XX reste à faire. La littérature compte un grand nombre de communiqués sur le caryotype 46,XX del (q27-qter) présent à la fois chez la mère et la fille atteintes de DOP [15, 16, 17].

La transmission autosomale récessive de la DOP est peu probable. Nous croyons que ces cas représentent l'interaction fortuite de plusieurs facteurs étiologiques reconnus (tableau II). La majorité de ces femmes présentent une taille et une physionomie comparable à un eunuque, une absence de développement sexuel secondaire avec aménorrhée primaire et des ovaires en bandelettes avec des niveaux très variables de cellules germinales résiduelles.

TABLEAU II

Étiologies de la défaillance ovarienne avec suffisance caryotypique (DOSC)
(Chromosomally competent ovarian failure)

Délétions Microscopiques de Matériel sur le Chromosome X
Étiologie Liée à un Gène Simple — Autosomal Récessif
Étiologies Environnementales
Irradiation
Agents Cytotoxiques
Virus
Défaillance Ovarienne Associée à des Anomalies des Autosomes
Étiologie Immunologique
Processus Infectieux
Myotonie Dystrophique Associée à la Défaillance Ovarienne
Ataxia Telangiectasia en association avec défaillance ovarienne
Déficience de la 17-alpha-hydroxylase
Le Syndrome de l'Ovaire Résistant
Maladie de Kennedy
Galactosémie
Défaillance Ovarienne 47,XXX

L'apparition fréquente de dysgénésie gonadique pure 46,XX dans des fratries a été rapportée. Dans certaines fratries, on note aussi des déficiences neuroauditives, suggérant l'action d'un gène autosomal unique intimement lié à la fonction ovarienne.

La coexistence de la myotonie dystrophique et de la DOP suggère qu'un gène clef pour le développement ovarien est associé de près au gène responsable de la myotonie dystrophique, une maladie autosomale dominante. Vingt pour cent des hommes atteints souffrent de défaillance testiculaire et un petit nombre de femmes manifeste la DOP dans la vingtaine. Récemment, il a été établi que la myotonie dystrophique découle de l'amplification répétitive de triplets de nucléotides. C'est aussi le cas pour un autre type de dystrophie musculaire, le syndrome de Kennedy, où les individus souffrent d'atrophie bulbaire et spinale. Un petit nombre de ces individus montre aussi une défaillance testiculaire avec azoospermie et gynécomastie. Le syndrome de Kennedy dépend d'une atteinte du premier exon du gène du récepteur androgénique, localisé dans la région péricentromérique du chromosome

X. La relation entre l'expansion de ces éléments répétitifs et la défaillance gonadique est un des domaines de pointe de la recherche actuelle en médecine moléculaire. Malheureusement, l'étude de l'incidence de la défaillance gonadique dans des familles avec myotonie dystrophique reste à faire.

Le syndrome de l'ovaire résistant est presqu'assurément une condition hétérogène. Parmi les étiologies possibles, on note la sécrétion d'une forme anormale de la FSH, un défaut dans son récepteur (rFSH) ou la production d'anticorps contre le rFSH. Jusqu'alors, toutes les études chez ces patientes ont révélé une FSH normale. Weiss et Coll. ont toutefois décrit un homme avec une élévation des gonadotrophines et un retard de développement sexuel [18]. Cet homme est porteur d'une mutation dans une base du gène beta LH qui produit une protéine beta LH non fonctionnelle. C'est la seule mutation dans la sous-unité beta décrite pour le gène de la FSH, LH ou hCG. Au cours des deux dernières années, les ADNc pour les récepteurs de la FSH et de la LH ont été isolés, clonés et localisés. Bien qu'il y ait eu plusieurs études de ces récepteurs chez des individus avec défaillance ovarienne, aucune mutation n'a été identifiée. Toutefois, l'analyse des protéines post-récepteur, comme la protéine G, est en cours. Ceci est un domaine de recherche important puisqu'un défaut dans le récepteur de la protéine G relié à la résistance pour l'hormone parathyroïdienne a déjà été identifié dans l'ostéochondrodystrophie héréditaire d'Albright [19].

APPLICATIONS CLINIQUES

L'analyse du caryotype est indiquée chez les sujets avec défaillance ovarienne puisque certaines peuvent avoir des macro ou micro délétions du matériel du chromosome X. Il est important de demander un caryotype à haute résolution (HRC), puisque certaines femmes peuvent avoir des microdélétions qui sont révélées uniquement par HRC. La partie terminale du long bras de l'X devrait être scrutée avec minutie. L'analyse moléculaire devrait être amorcée s'il y a une histoire familiale de défaillance ovarienne ou si l'on suspecte une lignée occulte porteuse d'un Y. On peut potentiellement se servir de marqueurs génétiques pour des études de linkage. La biopsie ovarienne est rarement de mise chez les sujets avec défaillance ovarienne.

En conclusion, il faut absolument continuer les recherches sur la DOP chez les humains. Les récents travaux sur les chromosomes X, Y et les résultats des études entre l'association de troubles neurologiques, comme la myotonie dystrophique et la maladie de Kennedy, et la défaillance gonadique ouvrent de nouveaux horizons. Espérons que ceux-ci nous offriront sous peu la réponse à plusieurs des énigmes cliniques que pose la défaillance ovarienne précoce. ●

RÉFÉRENCES

[1] McDONOUGH P.G., THO P.T. : Gonadal dysgenesis with atypical bleeding, functional cyst in rudimentary streak gonads. Am J. Obstet Gynecol, 119:565-7, 1974.

[2] BROWN C.J., BALLABIO A., RUPERT J.L., LAFRENIERE R.G., GROMPE M., TONLORENZI R., WILLARD H.F. : A gene from the region of the human X inactivation centre is expressed exclusively from the inactive X chromosome. Nature 349:38-44, 1991.

[3] BROWN C.J., LAFRENIERE R.G., POWERS V.E., SEBASTIO G., BALLABIO A., PETTIGREW A.L., LEDBETTER D.H., LEVY E., CRAIG I.W., WILLARD H.F. : Localization of the X inactivation centre on the human X chromosome in Xq13. Nature 349:82-84, 1991.

[4] LYON M.F. : Gene action in the X-chromosome of the Mouse (Mus musculus L.). Nature 190:372-3, 1961.

[5] McDONOUGH P.G., THO P.T. : The spectrum of 45,X/46,XY gonadal dysgenesis and its implications, a study of 19 patients. Pediatr Adolesc Gynecol 1:1-17, 1983.

[6] GANTT P.G., BYRD J.R., GREENBLATT R.B., McDONOUGH P.G. : A clinical and cytogenetic study of fifteen patients with 45,X/46,XY gonadal dysgenesis. Fertil Steril 34:216-21, 1980.

[7] McDONOUGH P.G., THO S.P., TRILL J.J., BYRD J.R., HOAR D.I., SMITH K.D., TISCHFIELD J.A. : Upper limits of pS4 sequences on Y long arm mapped by differential Q and C-banding. Cytogenet Cell Genet 40:697, 1985.

[8] McDONOUGH P.G., THO S.P., TRILL J.J., BYRD J.R., REINDOLLAR R.H., TISCHFIELD J.A. : Use of two different deoxyribonucleic acid probes to detect Y chromosome deoxyribonucleic acid in subjects with normal and altered Y chromosomes. Am J Obstet Gynecol 154:737-48, 1986.

[9] THO S.P.T., BEHZADIAN A., TISCHFIELD J.A., McDONOUGH P.G. : Screening of seven putative 45,X subjects with deoxyribonucleic acid probes to detect low level mosaicism for Y cell lines. Am J Obstet Gynecol 162:59-60, 1990.

[10] ESPINER E.A., VEAL A.M.O., SANDS V.E. et al. : Family syndrome of streak gonads and normal male karyotype in five phenotypic females. N Engl J Med 283:6, 1970.

[11] BEHZADIAN M.A., THO S.P.T., McDONOUGH P.G. : The presence of the testicular determining sequence, SRY, in 46,XY females with gonadal dysgenesis (Swyer syndrome). Am J Obstet Gynecol 165:1887-1890, 1991.

[12] KRAUSS C.M., TURKSOY R.N., ATKINS L., McLAUGHLIN C., BROWN B.S., PAGE D.C. : Familial premature ovarian failure due to an interstitial deletion of the long arm of the X chromosome. New Eng J of Med 317:125-131, 1987.

[13] DUNGER D.B., DAVIES K.E., PEMBREY M., LAKE B., PEARSON P., WILLIAMS D., WHITFIELD A., DILLON M.J.D. : Deletion of the X chromosome detected by direct DNA analysis in one of two unrelated boys with glycerol kinase deficiency, adrenal hypoplasia, and Duchenne muscular dystrophy. The Lancet 1:585-587, 1986.

[14] BALLABIO B., BARDONI R., CARROZZO G., ANDRIA D., BICK L., CAMPBELL B. et al : Contiguous gene syndromes due to deletions in the distal short arm of the human X chromosome. Proc Natl Acad Sci 86:1001-5, 1989.

[15] SCHWARTZ C., FITCH N., PHELAN M.C., RICHER C.L., STEVENSON R. : Two sisters with a distal deletion at the Xq26/Xq27 interface : DNA studies indicate that the gene locus for factor IX is present. Hum Genet 76:54-7, 1987.

[16] NAGUIB K.K., SUNDARESHAN T.S., BAHAR A.M., AL-AWADI S.A., JERYAN L.A., HAMDAN M.R. : Fertility with deletion of Xq25 : report of three cases ; possible exceptions for critical region hypothesis. Fertil Steril 49:917-9, 1988.

[17] THARAPEL A.T., ANDERSON K.P., SIMPSON J.L., MARTENS P.R., WILROY R.S. Jr, LLERENA J.C. Jr, SCHWARTZ C.E. : Deletion (X)(q26.1→q28) in a proband and her mother : molecular characterization and phenotypic-karyotypic deductions. Am J Hum Genet 52:463-71, 1993.

[18] WEISS J., AXELROD L., WHITCOMB R.W., HARRIS P.E., CROWLEY W.F., JAMESON J.L. : Hypogonadism caused by a single amino acid substitution in the ß subunit of luteinizing hormone. N Eng J Med 326:179-183, 1992.

[19] PATTEN J.L., JOHNS D.R., VALLE D., EIL C., GRUPPUSO P.A., STEELE G., SMALLWOOD P.M., LEVINE M.A. : Mutation in the gene encoding the stimulatory G protein of adenylate cyclase in Albright's hereditary osteodystrophy. New Engl J Med 322:1412-1419, 1988.

PATHOGENÈSE DE L'INFECTION PAR LE VIH : APOPTOSE ET ANERGIE

M.-L. GOUGEON* et L. MONTAGNIER*

L'INFECTION PAR LE VIH EST ACTIVE DANS LES TISSUS LYMPHOIDES MÊME PENDANT LA PÉRIODE DE LATENCE CLINIQUE

La primo-infection par le VIH est généralement suivie d'une virémie importante associée ou non à des symptômes cliniques. Puis une longue période de latence clinique est observée. Pendant cette période, la virémie est faible ou non détectable, le nombre de cellules infectées dans le sang est très bas (1/10 000), et l'expression du virus dans ces cellules est difficile à démontrer. Des études très récentes [1, 2] démontrent qu'en fait, pendant la phase asymptomatique de l'infection il y a une dichotomie, en ce qui concerne la charge virale et la réplication du virus, entre le sang périphérique et les organes lymphoïdes. En effet, dans les phases précoces (CD4 > 500/mm^3) et intermédiaires (200 < CD4 < 500/mm^3) de l'infection, 10 fois plus de cellules sont infectées dans les ganglions comparés au sang périphérique. Dans la phase tardive de l'infection, le nombre de cellules infectées dans les ganglions est important (1/10 - 1/100) et comparable à celui trouvé dans le sang. Il est intéressant de noter que dès le stade précoce, une hyperplasie folliculaire est observée au niveau des ganglions, associée à une accumulation de virions extracellulaires dans les centres germinatifs. Ce piégeage du virus dans les tissus lymphoïdes n'est plus retrouvé dans les phases plus tardives de l'infection et ceci est probablement à rapprocher des altérations histopathologiques des ganglions incluant la dissolution du réseau de cellules folliculaires dendritiques (FDC) et la disparition de l'architecture du ganglion. Par conséquent ces observations révèlent que la faible présence du virus dans le sang en début de maladie est en réalité due à un piégeage des virions dans le réseau de FDC et à une séquestration dans les ganglions des cellules CD4+ infectées. Le sang périphérique ne reflète donc pas l'état réel d'infection par le VIH, particulièrement dans les phases précoces de la maladie et en fait, l'infection par le VIH est active et progressive même pendant la période de latence clinique.

MÉCANISMES DE DÉPLÉTION DES LYMPHOCYTES CD4

Mécanismes immunologiques

L'une des difficultés posée par l'infection par le VIH réside dans la compréhension des mécanismes expliquant comment la présence du génome viral dans une minorité de cellules

* Unité d'Oncologie Virale, Département SIDA et Rétrovirus, Institut Pasteur, 28, rue du Dr-Roux, 75724 Paris Cedex 15.

T CD4 peut conduire à la perte de fonction puis à la disparition progressive et totale de ces cellules et, par voie de conséquence, à la destruction complète du système immunitaire. Plusieurs causes peuvent être invoquées pour expliquer la déplétion des lymphocytes CD4, certaines étant d'origine virologique, d'autres d'origine immunologique [3]. Un effet cytopathogène direct du virus et la formation de syncytia entre cellules infectées et cellules non infectées contribuent certainement à cette destruction, en particulier dans les ganglions où le nombre de cellules infectées apparaît très supérieur à celui qui est observé dans le sang. On peut aussi supposer que la disparition des cellules CD4 est associée à la réponse immunitaire dirigée contre le VIH. En effet, les cellules T cytotoxiques spécifiques des antigènes du VIH détruiront les cellules CD4 infectées exprimant ces antigènes, ralentissant ainsi la propagation du virus, mais détruiront aussi les cellules CD4 non infectées mais ayant fixé sur leur récepteur la glycoprotéine d'enveloppe gp120. Par ailleurs, de récents développements dans ce domaine ont suggéré que l'existence de réactivités croisées entre les protéines virales (gp120) et les molécules du Complexe Majeur d'Histocompatibilité pourrait résulter dans le développement de réponses auto-immunes conduisant à la destruction du système immunitaire.

L'amplitude du déficit immunitaire chez les patients infectés par le VIH est disproportionnée comparativement à la faible fréquence de lymphocytes infectés par le virus, suggérant que d'autres facteurs que le virus lui-même contribuent à la pathogenèse du SIDA. Des études récentes dans différents laboratoires ont suggéré que la perte des lymphocytes CD4 chez les patients infectés par le VIH est associée à l'existence d'un programme de mort cellulaire [4, 6].

La mort cellulaire programmée

La mort programmée (PCD) ou apoptose est un processus de suicide cellulaire actif, jouant un rôle important au cours de l'embryogenèse mais aussi au cours de l'établissement de la tolérance au soi au sein du système immunitaire [7]. Bien que ce processus de mort cellulaire soit utilisé à l'état physiologique, le fait qu'il s'applique à une fraction importante de lymphocytes des patients infectés par le VIH est par contre pathologique. L'existence de cette programmation pour l'apoptose dans les lymphocytes T non infectés de patients est probablement la conséquence d'une activation anormale du système immunitaire qui conduirait à la délétion progressive des lymphocytes T au cours de leur rencontre avec des antigènes successifs.

La participation de l'apoptose dans la pathogenèse du SIDA a été suggérée à partir d'études effectuées dans les modèles simiens où il a été montré une corrélation entre l'existence de l'apoptose et la susceptibilité (chez le macaque) ou la résistance (chez le chimpanzé) au syndrome d'immunodéficience induit par le VIH [8].

Plusieurs mécanismes ont été proposés pour expliquer la mise en place de cette programmation pour l'apoptose et l'un d'entre eux suppose la délivrance au lymphocyte CD4 non infecté d'un signal d'activation inapproprié (donné au travers de la molécule CD4 par la fixation de gp120 du VIH) qui aurait pour conséquence l'engagement du lymphocyte vers une voie d'activation abortive. Il en résulterait que ce lymphocyte T helper CD4 ne serait plus fonctionnel et il serait éliminé ultérieurement au cours d'une stimulation antigénique pendant une infection bactérienne ou virale [9].

Par ailleurs, des études ont été menées pour tenter d'empêcher ce processus de délétion cellulaire : nous avons montré que certaines cytokines (IL-1α + IL-2) empêcheraient *in vitro* la mort par apoptose dans les lymphocytes de patients séropositifs [8]. La prévention de l'apoptose induite par une activation antigénique peut aussi être observée en stimulant le lymphocyte T au travers d'une molécule (CD28) considérée comme délivrant un cosignal essentiel à l'activation antigénique optimale du lymphocyte T [5].

Cette programmation anormale des lymphocytes T de patients pour une mort par apoptose représente l'un des paramètres actuellement étudiés pour suivre la progression de la maladie. En particulier le suivi de patients à différents stades a montré que cette apoptose est particulièrement faible chez des patients « survivants à long terme » c'est-à-dire montrant une certaine résistance au VIH et ne présentant pas un déficit immunitaire accentué ; à l'inverse l'apoptose est très élevée chez des patients au stade SIDA et chez des patients dont l'évolution vers le SIDA est accélérée : 2 à 3 ans au lieu d'une dizaine d'années. Il y a donc, comme nous l'avions remarqué dans les modèles simiens, une très nette corrélation entre la présence de cette programmation pour l'apoptose et la pathogenèse du SIDA.

Superantigènes et infection par le VIH

L'existence de cette programmation pour l'apoptose déclenchée par une activation antigénique dans les lymphocytes T sains du patient infecté par le VIH suppose qu'au cours d'une infection par un micro-organisme, les lymphocytes T de ce patient spécifiquement activés par ce micro-organisme risquent de disparaître au lieu d'effectuer leur fonction d'effecteurs de la réponse immunitaire. En conséquence toute infection risque d'être accompagnée de la destruction des lymphocytes non infectés du patient. Parmi ces micro-organismes, les staphylocoques et les streptocoques pourraient avoir un effet particulièrement dramatique chez les patients car il a été montré que les toxines qu'ils libèrent ont une activité « superantigénique » [10] : la proportion des lymphocytes T stimulés par ces toxines chez un individu peut atteindre 1 cellule sur 3 alors que cette proportion est de l'ordre de 1 cellule sur 10 000 pour un antigène conventionnel.

Cette activité superantigénique pourrait également être portée par un virus. En particulier il existe un modèle murin du SIDA (souris MAIDS) dans lequel le déficit immunitaire est associé à l'existence dans cette souris d'un rétrovirus MuLV (Virus leucémogène murin) qui a la particularité de coder pour un superantigène. Cette observation a amené l'hypothèse que le SIDA chez l'homme pourrait être associé à la présence dans le VIH d'une protéine superantigénique. Des résultats récents suggèrent qu'associés aux VIH, un ou plusieurs superantigènes pourraient contribuer à la mise en place du profond déficit immunitaire induit par le VIH [11, 13] : l'activation d'une fraction importante de lymphocytes CD4 par ce superantigène augmenterait fortement le nombre de cellules susceptibles à l'infection et à la réplication virale contribuant ainsi à une dissémination importante du virus. De plus ce superantigène, en induisant une anergie (blocage fonctionnel) dans les cellules T qu'il active, peut ainsi échapper au système immunitaire.

Ces travaux très récents montrent que l'infection rétrovirale chronique induite par le VIH, en plus de l'effet direct du virus sur les cellules cibles, associe des effets indirects atteignant le système immunitaire et le dégradant progressivement. Une meilleure compréhension de ces mécanismes immunopathologiques permettrait de lutter plus efficacement contre la destruction de leur système immunitaire. ●

RÉFÉRENCES

[1] PANTALEO G., GRAZIOSI C., DEMAREST J.F. et al., 1993 : HIV infection is active and progressive in lymphoid tissue during the clinically latent stage of disease. Nature, 362 : 355-358.

[2] EMBRETSON J., ZUPANCIC M., RIBAS J.L. et al., 1993 : Massive covert infection, of helper T lymphocytes and macrophages by HIV during the incubation period of AIDS, Nature, 362 : 359-362.
[3] FAUCI A.S., 1988 : The human immunodeficiency virus : infectivity and mechanisms of pathogenesis. Science (Wash. DC) vol. 239 : 617-622.
[4] GOUGEON M.L., GARCIA S., GUETARD et al., 1992 : Apoptosis as a mechanism of cell death in peripheral lymphocytes from HIV 1-infected individuals. In « Immunology of HIV infection » S. Karger AG, Basel, pp. 115-126.
[5] GROUX, TORPIER H., MONTE G. et al., 1992 : Activation-induced death by apoptosis in CD4+ T lymphocytes from human immunodeficiency virus-infected asymptomatic individuals. J. Exp. Med. 175 : 331-338.
[6] MEYAARD L., OTTO S.A. JONKER R.R. et al., 1992 : Programmed death of T cells in HIV-1 infection. Science, 257 : 217-219.
[7] WYLLIE A.H. KERR J.F.R. and CURRIE A.R., 1980 : Cell death : the significance of apoptosis. Int. Rev. Cytol. 68 : 251-305.
[8] GOUGEON M.L., GARCIA S., HEENEY J. et al., 1993 : Programmed Cell Death in AIDS-related HIV and SIV infections. AIDS Res. Hum. Retrov. 9 : 553-563.
[9] GOUGEON M.L., and MONTAGNIER L., 1993 : Apoptosis in AIDS. Science, 260 : 1269.
[10] BANDA N.M., BERNIER J., KURAHARA D.K. et al., 1992 : Cross-linking by HIV gp120 primes T cells for activation-induced apoptosis. J. Exp. Med. 176 : 1099-1106.
[11] MARRACK P. and KAPPLER J., 1990 : The staphylococcal enterotoxins and their relatives. Science (Wash. DC.) 248, 705-712.
[12] SOUDEYNS H., REBAI N., PANTALEO G.P., CIURLI C., BOGHOSSIAN T., SEKALI R.P. and FAUCI A.S., 1993 : The T cell receptor Vß repertoire in HIV-1 infection and disease. Seminars in Immunology. 5 : 175.
[13] GOUGEON M.L., DADAGLIO G., GARCIA S., ROUE R., MULLER-ALOUF H., MONTAGNIER L., 1993 : Is a dominant superantigen involved in AIDS pathogenesis ? Lancet, 342 : 50.
[14] DADAGLIO G., GARCIA S., MONTAGNIER L., GOUGEON M.L., 1994 : Selective anergy of Vß8+ T cells in HIV-infected individuals. J. Exp. Med. 179 : 413-424.

L'HORMONE SOMATOTROPE GH = HORMONE DE CROISSANCE ET DE RAJEUNISSEMENT : INTÉRÊT DE SON DOSAGE ET DE CELUI DE IGF1

C. BLACKER* et K. NAHOUL*

L'hormone de croissance a, depuis sa découverte, fait surtout l'objet d'études chez l'enfant, aussi son rôle physiologique chez l'adulte est-il resté beaucoup plus longtemps méconnu. Récemment, la disponibilité de l'hormone de croissance recombinante a ouvert de nouvelles voies thérapeutiques qui ont soulevé un intérêt nouveau pour l'exploration de l'axe somatotrope chez l'adulte et en particulier chez le sujet âgé. En effet, chez ce dernier, certains signes cliniques évoquent un déficit somatotrope et il est dès lors intéressant de définir le rôle des variations de l'hormone de croissance dans les processus de sénescence.

1. RAPPEL PHYSIOLOGIQUE

L'hormone de croissance (GH) est un peptide de 191 acides aminés produit par les cellules somatotropes hypophysaires. Sa sécrétion est épisodique, chez l'adulte comme chez l'enfant, avec une prédominance des pics nocturnes (Winer et al., 1986).

Deux facteurs hypothalamiques majeurs contrôlent la sécrétion hypophysaire de GH : un facteur stimulant, GH-RH, et un facteur inhibiteur, la somatostatine (SMS). Physiologiquement, la sécrétion spontanée de GH est essentiellement sous le contrôle inhibiteur de la somatostatine.

La forme circulante essentielle de GH est représentée par une forme 22 kD qui est en majeure partie liée à une protéine de liaison à haute affinité, GH-BP (Baumann et al., 1986). Cette protéine a une structure identique à la partie extramembranaire du récepteur de GH, et dérive probablement du clivage de ce récepteur (De Vos et al., 1992).

Les effets périphériques de GH s'exercent soit directement, comme l'action anti-insuline, soit essentiellement par l'intermédiaire d'un facteur de croissance, l'insulin like growth factor 1 (IGF1), produit par les tissus, principalement le foie et l'os, sous l'action de GH (Schwander et al., 1983 ; Isaksson et al., 1987). IGF1 est lui-même lié dans le sang circulant à des protéines de transport, les IGF1-binding proteins (IGFBP). La forme prédominante, qui représente 95 % de l'activité de liaison, est IGFBP-3 qui lie 90 % environ d'IGF1 circulant (Binoux et Hossenlopp, 1988 ; Blum et Ranke, 1990 ; Guler et al., 1989 ; Hardouin et al., 1989). Comme celle d'IGF1, la synthèse d'IGFBP-3 est sous la dépendance de GH (Blum et Ranke, 1990).

Les taux d'IGF1 circulant sont en corrélation positive avec ceux de GH. De plus, il existe une production locale d'IGF1 dans les tissus cibles responsable d'une action paracrine/autocrine sur la croissance tissulaire (D'Ercole et al., 1984).

La signification physiologique des IGFBP reste incomplètement élucidée. Le complexe IGF1/IGFBP-3 de 150 kD prolonge la demi-vie et diminue la biodisponibilité d'IGF1

* Fondation de Recherche en Hormonologie, 67, boulevard Pasteur, 94260 Fresnes.

(Guler et al., 1989 ; Hardouin et al., 1989). L'IGFBP-3 possède un effet mitogène propre (Blum et al., 1989).

2. MÉTHODES D'EXPLORATION DE L'AXE SOMATOTROPE

1. Le dosage de GH plasmatique

La sécrétion de GH est pulsatile avec une prédominance nocturne des pics sécrétoires. Entre ces pics, le taux de GH est souvent indétectable, non seulement par les anciennes méthodes radio-immunologiques par compétition, mais aussi par les méthodes immuno-radiométriques plus récentes où la molécule à doser est prise en "sandwich" entre deux anticorps et qui ont une plus grande sensibilité et une meilleure spécificité. La GH immuno-réactive représente essentiellement la forme 22 kD liée à GH-BP ; d'autres formes moléculaires peuvent être reconnues par certains dosages mais il existe des dosages immunométriques spécifiques de la forme 22 kD. La liaison à GH-BP ne perturbe pas les immunodosages de GH (Jeffcoate, 1993). Un dosage de base isolé de GH n'est pas suffisamment informatif pour affirmer la normalité de la fonction somatotrope et l'analyse des cycles nycthéméraux avec prélèvements répétés toutes les 20 minutes est inapplicable en pratique clinique.

L'appréciation de la fonction somatotrope doit donc faire appel à d'autres approches méthodologiques :

- l'étude de la réponse somatotrope à différentes stimulations ;
- l'étude de l'élimination de GH dans les urines de 24 heures ;
- l'évaluation des témoins de l'action périphérique de GH : IGF1 et IGFBP-3.

2. Les épreuves dynamiques

Parmi les nombreux agents physiologiques stimulant la sécrétion hypophysaire de GH, par voie neurogène, métabolique ou hormonale, certains facteurs ont été choisis pour la réalisation de tests dynamiques (tableau I). Néanmoins, pour chacun de ces tests, on observe une absence de réponse de GH à la stimulation chez certains sujets normaux (Tassoni et al., 1990 ; Donaldson et al., 1991). Ceci nécessite de les associer et d'utiliser 2, voire 3 tests différents pour apprécier la fonction somatotrope.

TABLEAU I

Tests de stimulation de la sécrétion de GH

Insuline	0,1 U/Kg IV (45-75 min.)
Arginine	0,5 g/Kg IV en 30 min. (60-120 min.)
L - Dopa	500 mg per os (45-120 min.)
Glucagon	0,03 mg/Kg IM ou SC (120-180 min.)
Clonidine	4 microg/Kg per os (60-120 min.)
Propranolol	0,75 mg/Kg PO (120-180 min.)
GHRH	1 - 2 microg/Kg IV (30-60 min.)

3. Le dosage de GH urinaire

GH est éliminée dans l'urine essentiellement sous la forme 22 kD liée à GH-BP. Mais la quantité éliminée par le rein est extrêmement faible en raison de l'importance de la résorption et du métabolisme tubulaires de l'hormone. Ainsi seule une proportion de 0,003 à 0,025 % de la quantité de GH produite est éliminée dans les urines de 24 h, ce qui correspond à des concentrations urinaires très faibles. C'est pour cette raison que la détermination de GH urinaire, qui reflète la production intégrée sur 24 heures, n'a pu être effectuée que récemment grâce à un dosage immunoradiométrique sensible avec amplification du signal (Porquet et al., 1992).

La corrélation entre le taux de GH urinaire des 24 heures et les taux plasmatiques de GH est bonne. Cependant, il est nécessaire, pour que le résultat soit interprétable, que la fonction rénale soit normale et que le dosage soit répété sur 2 ou 3 recueils urinaires de 24 heures différents, compte tenu de l'importance de la variabilité intra-individuelle.

4. Les dosages d'IGF1 et IGFBP-3

Les taux d'IGF1 ne sont pas soumis à des variations pulsatiles importantes, ce qui permet son évaluation par un dosage unique. Le dosage radio-immunologique doit être précédé par une extraction d'IGF1 du fait de sa liaison avec ses protéines de transport (Chevenne, 1991).

Le dosage de l'IGFBP-3 peut lui aussi être pratiqué, par méthode radio-immunologique, sur un prélèvement unique.

Ces deux paramètres sont le reflet de la sécrétion de GH avec laquelle leur corrélation est significative (Blum et al., 1993) et représentent de bons index de la fonction somatotrope, l'informativité d'IGFBP-3 semblant être supérieure à celle d'IGF1 pour le diagnostic des déficits en GH (Blum et al., 1990).

3. EXPLORATION DES RETARDS DE CROISSANCE

Compte tenu des problèmes méthodologiques exposés précédemment on conçoit aisément la difficulté d'authentifier un déficit en hormone de croissance chez un enfant de petite taille alors que cet argument est capital pour l'indication des traitements substitutifs par GH recombinante (Donaldson et al., 1991 ; Cacciari et al., 1992).

Le dosage de GH en conditions basales est inutile mais l'élimination de GH urinaire sur plusieurs recueils de 24 heures représente un bon élément d'orientation.

La diminution d'IGF1 dans ce cadre est moins discriminante que son augmentation dans les acromégalies, mais est également un bon élément d'orientation. La mesure d'IGFBP-3, pratiquée depuis peu, apparaît plus sensible (Blum et al., 1990).

L'affirmation du déficit somatotrope repose sur l'étude de la sécrétion nocturne de GH et surtout sur la réponse aux tests de stimulation. La difficulté de fixer des critères est liée d'une part à la variabilité des réponses aux tests chez les sujets normaux et d'autre part à l'hétérogénéité des méthodes de dosage de GH en ce qui concerne leur sensibilité et les étalons utilisés. Toutefois, il est actuellement le plus souvent admis qu'un déficit peut être exclu devant un pic de GH d'une amplitude supérieure à 10 ng/nl en réponse à la stimulation (Hindmarsh et Brook, 1988 ; Dattani et al., 1992). Inversement, une réponse inférieure à 5 ng/ml à 2 tests de stimulation est très en faveur d'un déficit complet. Les réponses intermédiaires évoquent un déficit partiel. La réponse au traitement est en corrélation avec la valeur maximale de GH stimulée (Blethen et al., 1993).

4. EXPLORATION DE L'AXE SOMATOTROPE CHEZ LES SUJETS ADULTES

1. Les déficits somatotropes chez les femmes infertiles

L'implication de GH dans la physiologie et la physiopathologie ovarienne a été récemment étudiée de façon extensive et l'intérêt du traitement adjuvant par GH chez les "mauvaises répondeuses" aux gonadotropines est en cours d'investigation, avec des résultats jusqu'ici discordants (Katz et al., 1993 ; Levy et al., 1993).

La recherche d'un déficit somatotrope chez les femmes inféconds répondant mal à la stimulation ovarienne pose les mêmes difficultés diagnostiques que chez les enfants et les tests de stimulation doivent être utilisés. De nombreux exemples d'effet bénéfique de l'administration de GH sur la réponse ovarienne aux gonadotropines dans les déficits somatotropes ont été publiés depuis l'observation initiale de Blumenfeld et Lunenfeld (1989) et les tests de stimulation ont été utilisés par certains auteurs pour sélectionner les "mauvaises répondeuses" justiciables d'un traitement adjuvant par GH (Volpe et al., 1990).

2. Les anomalies de la fonction somatotrope chez les sujets âgés

Chez le sujet âgé, comme lors de l'insuffisance somatotrope, on observe une diminution de la synthèse protéique, une diminution de la masse osseuse et de la masse maigre associée à une augmentation de la masse grasse dans les deux sexes (Forbes, 1976 ; Sherman et al., 1990). Ceci évoque un rôle, au moins partiel de GH, dans le processus de vieillissement. Effectivement, l'exploration de la fonction somatotrope chez les sujets âgés met en évidence un déficit dont les caractéristiques sont les suivantes.

a) La sécrétion spontanée de GH diminue avec l'âge

De nombreuses études ont été pratiquées depuis 20 ans, avec des techniques de sensibilité variable, chez la femme et surtout chez l'homme. Néanmoins, les résultats sont concordants pour affirmer dans les deux sexes une diminution avec l'âge de la sécrétion de GH intégrée sur 24 heures (Ho et al., 1987). Il existe une corrélation significative entre les taux de GH et ceux des stéroïdes gonadiques chez l'homme et chez la femme (Corpas et al., 1992 a ; Fontane et Franchimont, 1992). Néanmoins, le déclin de la sécrétion de GH chez la femme ménopausée n'est pas corrigé par l'administration percutanée de 17 ß estradiol (Weissberger et al., 1991).

La sécrétion nocturne reste prédominante (Corpas et al., 1992 a), mais on observe une diminution du nombre des pics sécrétoires sans modification de leur amplitude, une diminution du taux de sécrétion et une diminution de la demi-vie endogène de GH (Iranmanesh et al., 1991). Ce phénomène est associé à une baisse de la concentration plasmatique de GH-BP, plus nette chez l'homme que chez la femme (Daughaday et al., 1987 ; Hattori et al., 1991).

b) Une diminution de la réactivité hypophysaire à la stimulation par GHRH est observée aussi bien chez l'homme que chez la femme (Lang et al., 1987 ; Bellantoni et al., 1991 ; Corpas et al., 1992 ; Fontaine et Franchimont, 1992) alors que la réponse à l'arginine est inchangée (Ghigo et al., 1990). De plus, il est intéressant de constater que l'arginine et la pyridostigmine, qui inhibent la sécrétion de SMS, potentialisent la réponse de GH à une injection unique de GHRH (Ghigo et al., 1990 ; Ghigo et al., 1992). D'autre part, des injections répétées de GHRH potentialisent la réponse de GH à une injection unique de GHRH dans les deux sexes (Iovino et al., 1989 ; Franchimont et al., 1989).

Ces données évoquent un effet de la sénescence sur la sécrétion de GH par l'intermédiaire d'une augmentation du contrôle tonique inhibiteur de la somatostatine et d'une diminution de la sécrétion de GHRH.

c) Une diminution progressive des taux d'IGF1 avec l'âge est observée dans les deux sexes, de façon concordante dans de nombreuses études (Ghigo et al., 1990 ; Yamamoto et al., 1991 ; Corpas et al., 1992). Cette corrélation négative entre les taux d'IGF1 et l'âge est observée indépendamment de l'adiposité qui est elle-même en corrélation négative avec IGF1 (Copeland et al., 1990).

d) Une diminution d'IGFBP-3 a été également observée avec l'âge dans les deux sexes (Blum et al., 1990 ; Donahue et al., 1990). Il existe une corrélation significative entre les taux d'IGFBP-3 et ceux de l'IGF1 (Corpas et al., 1992 b).

5. EFFETS DE L'ADMINISTRATION DE GH AUX SUJETS AGÉS

Parallèlement à l'exploration de la fonction somatotrope chez le sujet âgé et avant même que la nature et l'intensité du déficit n'aient été complètement caractérisées, ont débuté des essais thérapeutiques d'administration de GH. Il est ainsi possible d'en apprécier les premiers effets bénéfiques ou néfastes chez les sujets âgés.

Il a été bien établi que l'administration de GH chez l'adulte hyposomatotrope normalise les taux d'IGF1 circulants, augmente la masse musculaire, diminue la masse grasse (Jorgensen et al., 1989 et 1991) en induisant une modification de la répartition des graisses (Rosembaum et al., 1989) et diminue le cholestérol à jeun (Salomon et al., 1989). En revanche, l'effet sur l'état fonctionnel de ces patients a été moins évident, en dehors de l'augmentation de la force musculaire.

Chez les sujets âgés, un effet bénéfique de l'administration de GH a été démontré chez des sujets en état de malnutrition sur la rétention azotée, la rétention des phosphates et l'oxydation des graisses, après des traitements courts (Binnerts et al., 1988). Une administration prolongée pendant 6 mois à des sujets sélectionnés pour leur taux faible d'IGF1, et à des doses adaptées aux taux d'IGF1 a permis d'obtenir une augmentation significative de la masse maigre (9 %), une réduction de la masse grasse (14 %) et une augmentation de l'épaisseur de la peau (Rudman et al., 1990).

Les effets de l'administration de GH sur l'os sont moins bien étudiés. On sait que GH augmente l'absorption intestinale de calcium et de phosphore par une augmentation de la synthèse de 1,25- (OH)2 vitamine D3 et par augmentation de la sensibilité intestinale à la vitamine D (Van der Veen et al., 1990). Par ailleurs, GH et IGF1 stimulent la prolifération des ostéoblastes in vitro (Nilsson et al., 1990).

L'administration de GH stimule à la fois les marqueurs d'ostéoformation (ostéocalcine) et de résorption chez les adultes déficients en GH et les sujets âgés (Salomon et al., 1989 ; Johansen et al., 1990 ; Marcus et al., 1990 ; Schlemmer et al., 1991). L'association aux diphosphonates permettrait de privilégier l'ostéoformation (Lamberts et al., 1992).

Cliniquement, l'action sur la densité osseuse n'est pas clairement établie, de même que l'effet bénéfique sur l'ostéoporose. Dans l'étude de Rudman et al. (1990) après 6 mois de traitement, on observe une augmentation discrète de la densité osseuse au niveau du rachis lombaire mais aucune modification au niveau du radius ou du fémur.

Les effets secondaires des traitements à long terme par GH sont essentiellement représentés par l'hypertension, les œdèmes, les arthralgies par ostéoarthrites et l'altération de la tolérance au glucose (Marcus et al., 1990). L'augmentation du risque vasculaire, du risque néoplasique en raison de l'effet mitogénique de GH et IGF1 ne sont, à l'heure actuelle, pas évalués de façon suffisante chez l'homme.

Actuellement, l'effet bénéfique du traitement par GH des sujets âgés semble donc bien établi sur la balance azotée chez les sujets dénutris en traitement court, sur la répartition masse maigre/masse grasse après des traitements prolongés. Un effet bénéfique sur l'ostéoporose n'a pas été formellement démontré. Les effets secondaires néfastes semblent limités mais les données sont trop peu nombreuses pour évaluer actuellement le risque vasculaire ou carcinologique.

La restauration de la sécrétion endogène de GH par administration chronique de GHRH pourrait être une alternative intéressante au traitement par GH (Corpas et al., 1992 a ; Corpas et al., 1993).

6. EN CONCLUSION

La disponibilité de GH recombinante en quantité théoriquement illimitée malgré son coût élevé, a conduit à reconsidérer l'intérêt des explorations de la fonction somatotrope en vue de mieux définir les déficits en GH et les indications thérapeutiques.

Dans les retards de croissance chez l'enfant, les protocoles d'exploration, les critères de déficit en GH et les indications thérapeutiques sont maintenant bien codifiés.

Chez les adultes, la situation est moins nette. Les indications du traitement par l'hormone de croissance en adjuvant des inductions de l'ovulation ne sont pas clairement définies.

Chez les sujets âgés, les explorations de l'axe somatotrope montrent des perturbations spécifiquement liées à l'âge. Mais il est prématuré de considérer la "somatopause" (Jorgensen et Christiansen, 1993) comme une entité clinique. Dans ces conditions, les explorations doivent surtout actuellement être considérées comme des outils de recherche clinique afin de mieux cerner ce problème pour pouvoir juger de l'opportunité de prescrire des traitements substitutifs. Il n'y a pas encore d'indication de prescriptions individuelles d'explorations de l'axe somatotrope visant à définir des sujets âgés à risque accru justifiant une thérapeutique substitutive par GH. ●

BIBLIOGRAPHIE

WINER L.M., SHAW M.A., BAUMAN G., 1990 : Basal plasma growth hormone levels in man : new evidence for rhythmicity of growth hormone secrection. J. Clin Endocrinol Metab 70 : 1678-1686.

BAUMANN G., STALOR M.W., ARMLBURN K., BARSANO C.P., DEVRIES B.C., 1986 : A specific growth hormone-binding protein in human plasma : initial characterization. J. Clin Endocrinol Metab 62 : 134-141.

DEVOS A.M., ULTSCH M., KOSSIAKOFF A.A., 1992 : Human growth hormone and extracellular domain of its receptor : crystal structure of the complex. Science 255 : 306-312.

SCHWANDER J.C., HAURI C., ZAPF J., FROESCH E.F., 1983 : Synthesis and secretion of insulin-like growth factor and its binding protein by the perfused rat liver : dependency on growth hormone status. Endocrinology 113 : 297-305.

ISAKSSON O.G., LINDAHL A., NILSON A., ISGAARD J., 1987 : Mechanism of stimulatory effect of growth hormone on longitudinal bone. Endocr Rev 8 : 426-438.

BINOUX M., HOSSENLOPP P., 1988 : IGF and IGF-binding proteins. Comparison of human serum and lymph. J. Clin Endocrinol Metab 67 : 509-514.

BLUM W.F., RANKE M.B., 1990 : Insulin-like growth factor binding proteins (IGFBPS) with special reference to IGFBP-3. Acta Paediatr Scand (Suppl) 367 : 55-62.

GULER H.P., ZAPF J., SCHMID C., FROESCH E.R., 1989 : Insulin-like growth factors I and II in healthy man. Estimations of half-lives and production rates. Acta Endocrinol (Copenh) 121 : 753-758.

HARDOUIN S., GOURMELEN M., NOGUIEZ P., SEURIN D., ROGHANI M., LE BOUC Y., POVOA G., MERIMEE T.J., HOSSENLOPP P., BINOUX M., 1989 : Molecular forms of serum insulin-like growth factor (IGF)-binding proteins in man : relationships with growth hormone and IGFS and physiological significance. J. Clin Endocrinol Metab 69 : 1291-1301.

D'ERCOLE A.J., STILES A.D., UNDERWOOD L.E., 1984 : Tissue concentrations of somatomedin C : further evidence for multiple sites of synthesis and paracrine or autocrine mechanisms of action. Proc Natl Acad Sci USA 81 : 935-939.

BLUM W.F., JENNE E.W., REPPIN F., KIETZMANN K., RANKE M.B., BIERICH J.R., 1989 : Insulin-like growth factor I (IGF-I) binding protein complex is a better mitogen than free IGF-I. Endocrinology 125 : 766-772.

JEFFCOATE S.L., 1993 : Analytical and clinical significance of peptide hormone heterogeneity with particular reference to growth hormone and luteinizing hormone in serum. Clin Endocrinol 38 : 113-121.

TASSONI P., CACCIARI E., CAU M. et al., 1990 : Variability of growth hormone response to pharmacological and sleep tests performed twice in short children. J Clin Endocrinol Metab 71 : 230-234.

DONALDSON D.L., PAN F., HOLLOWELL J.G., STEVENSON J.L., GIFFORD R.A., MOORE W., 1991 : Reliability of stimulated and spontaneous Growth Hormone (GH) levels for identifying the child with low GH secretion, J Clin Endocrinol Metab, 72 : 647-652.

PORQUET D., RIGAL O., EVAIN BRION D., VALADE F., LEGER J., CZERNICHOW P., 1992 : Direct Double Monoclonal Immunoradiometric Assay of Urinary Human Growth Hormone, Clin Chem 38/9, 1717-1721.

CHEVENNE D., 1991 : Les Somatomédines, Ann Biol Clin 49 : 69-91.

BLUM W.F., ALBERTSSON-WIKLAND K., ROSBERG S., RANKE M.B., 1993 : Serum levels of insulin-like Growth Factor I (IGF-I) and IGF binding protein 3 reflect spontaneous growth hormone secretion, J Clin Endocrinol Metab 76 : 1610-1616.

BLUM W.F., RANKE M.B., KIETZMANN K., GAUGGEL E., ZEISEL H.J., BIERICH J.R., 1990 : A specific radioimmunoassay for the growth hormone (GH)-dependent somatomedin-binding protein : its use for diagnosis of GH deficiency. J Clin Endocrinol Metab 70 : 1292-1298.

CACCIARI E., TASSONI P., PARISI G., PIRAZZOLI P., ZUCCHINI S., MANDINI M., CICOGNANI A., BALSAMO A., 1992 : Pitfalls in diagnosing impaired Growth Hormone (GH) secretion : retesting after replacement therapy of 63 patients defined as GH deficient, J Clin Endocrinol Metab 74 : 1284-1289.

HINDMARSH P.C., BROOK C.G.D. : Auxological and biochemical assessment of short stature. Acta Paediatr Scand 1988, Supp 343 : 73-76.

DATTANI M.T., PRINGLE P.J., HINDMARSH P.C., BROOK C.G.D., 1992 : What is a normal stimulated growth hormone concentration ? J Endocrinol, 133 : 447-450.

BLETHEN S.L., COMPTON P., LIPPE B.M., ROSENFELD R.G., AUGUST G.P., JOHANSON A., 1993 : Factors predicting the response to Growth Hormone (GH) therapy in prepubertal children with GH deficiency, J Clin Endocrinol Metab 76 : 574-579.

KATZ E., RICCIARELLI E., ADASHI E.Y., 1993 : The potential relevance of growth hormone to female reproductive physiology and pathophysiology, Fertil Steril 59 : 8-34.

LEVY T., LIMOR R., VILLA Y., ESHEL A., ECKSTEIN N., VAGMAN I., LIDOR A., AYALON D., 1993 : Another look at co-treatment with growth hormone and human menopausal gonadotrophins in poor ovarian responders, Hum Reprod 8 : 834-839.

BLUMENFELD Z., LUNENFELD B., 1989 : The potentiating effect of growth hormone on follicle stimulation with human menopausal gonadotropins in a panhypopituitary patient. Fertil Steril 52 : 328-331.

VOLPE A., COUKOS G., ARTINI P.G., SILFERI M., PETRAGLIA F., BOGHEN et al., 1990 : Pregnancy following combined growth hormone-pulsatile GnRH treatment in a patient with hypothalamic amenorrhea. Hum Reprod 3 : 345-347.

FORBES G., 1976 : The adult decline in lean body mass. Hum Biol 48 : 161-173.

SHERMAN S., HOLLIS B.W., TOBIN J.D., 1990 : Vitamin D status and related parameters in a healthy population : the effects of age, sex and season. J Clin Endocrinol Metab 71 : 405-413.

HO K.Y., EVANS W.S., BLIZZARD R.M., VELDHUIS J.D., MERRIAM G.R., SOMOJLIK E., FURLANETTO R., ROGOL A.D., KAISER D.L., THORNER M.O., 1987 : Effects of sex and age on 24-hour profile of growth hormone secretion in men : importance of endogenous estradiol concentrations. J Clin Endocrinol Metab 64 : 51-58.

CORPAS E.S., HARMAN S.M., PINEYRO M.A., ROBERSON R., BLACKMAN M.R., 1992 a : Growth hormone (GH) - releasing hormone-(1-29) twice daily reverses the decreased GH and Insulin-like growth factor-I levels in old men, J Clin Endocrinol Metab 75 : 530-535.

WEISSBERGER A.J., HO K.K.Y., LAZARUS L., 1991 : Contrasting effects of oral and transdermal routes of estrogen replacement therapy on 24-hour growth hormone (GH) secretion, insulin-like growth factor I, and GH-binding protein in postmenopausal women. J Clin Endocrinol Metab 72 : 374-381.

IRANMANESH A., LIZARRALDE G., VELDHUIS J.D., 1991 : Age and relative adiposity are specific negative determinants of the frequency and amplitude of growth hormone (GH) secretory bursts and the half-life of endogenous GH in healthy men. J Clin Endocrinol Metab 73 : 1081-1088.

DAUGHADAY W.H., TRIVEDI B., ANDREWS B.A., 1987 : The ontogeny of serum GH binding protein in man : a possible indicator of hepatic GH receptor development. J Clin Endocrinol Metab 65 : 1072-1074.

HATTORI N., KURAHACHI H., IKEKUBO K., ISHIHARA T., MORIDERA K., HINO M., SAIKI Y., IMURA H., 1991 : Effects of sex and age on serum GH binding protein levels in normal adults . Clin Endocrinol 35 : 295-297.

LANG I., SCHERNTHANER G., PIETSCHMANN P., KURZ R., STEPHENSON J.M., TEMPL M., 1987 : Effects of sex and age on growth hormone response to growth hormone releasing hormone in healthy individuals. J Clin Endocrinol Metab 65 : 535-540.

BELLANTONI M.F., HARMAN S.M., CHO D., BLACKMAN M.R., 1991 : Effects of progestin-opposed transdermal estrogen administration on GH and IGF-1 in postmenopausal women of different ages. J Clin Endocrinol Metab 72 : 172-178.

FONTAINE M.A., FRANCHIMONT P., 1992 : Sécrétion de l'hormone de croissance chez la femme après la ménopause, Rev Franc Endocrinol Clin 33 : 191-198.

GHIGO E., GOFFI E., NICOLOSI M., ARVAT E., VALENTE F., MAZZA E., GHIGO C., CAMANNI F., 1990 : Growth hormone (GH) responsiveness to combined administration of arginine and GH-releasing hormone does not vary with age in man. J Clin Endocrinol Metab 71 : 1481-1485.

GHIGO E., GOFFI S., ARVAT E., IMPERIALE E., BOFFANO G.M., VALETTO M.R., MAZZA E., SANTI I., MAGLIONA A., BOGHEN M.F., BOCCUZZI G., CAMANNI F., 1992 : A neuroendocrinological approach to evidence an impairment of central cholinergic function in aging, J Endocrinol Invest 15 : 665-670.

IOVINO M., MONTELEONE P., STEARDO L., 1989 : Repetitive growth hormone-releasing hormone administration restores the attenuated growth hormone (GH) response to GH releasing hormone testing in normal aging. J Clin Endocrinol Metab 69 : 910-913.

FRANCHIMONT P., URBAIN-CHOFFRAY D., LAMBELIN P., FONTAINE M.A., FRANGIN G., REGINSTER J.Y., 1989 : Effects of repetitive administration of growth hormone-releasing hormone on growth hormone secretion, insulin-like growth factor I, and bone metabolism in post-menopausal women. Acta Endocrinol (Copenh) 120 : 121-128.

YAMAMOTO H., SOHMIYA M., OKA N., KATO Y., 1991 : Effects of aging and sex on plasma insulin-like growth factor I (IGF-I) levels in normal adults, Acta Endocrinol (Copenh) 124 : 497-500.

COPELAND K.C., COLLETTI R.B., DEVLIN J.D., McAULIFF T.L., 1990 : The relationship between insulin-like growth factor-I adiposity and aging. Metabolism 39 : 584-587.

DONAHUE L.R., HUNTER S.J., SHERBLOM A.P., ROSEN C., 1990 : Age-related changes in serum insulin-like growth factor-binding proteins in women. J Clin Endocrinol Metab 71 : 575-579.

CORPAS E.S., HARMAN M.S., PINEYRO M.A., ROBERSON R., BLACKMAN M.R., 1993 : Continuous subcutaneous infusions of GHRH-1-44 for days increase GH and IGF-I levels in old men. J Clin Endocrinol Metab 76 : 134-138.

JORGENSEN J.O.L., THUESEN L., INGEMANN-HANSEN T., PEDERSEN S.A., JORGENSEN J., SKAKKEBAEK N.E., CHRISTIANSEN J.S., 1989 : Beneficial effects of growth hormone treatment in GH-deficient adults. Lancet 1 : 1221-1225.

JORGENSEN J.O.L. , 1991 : Human growth hormone replacement therapy : pharmacological and clinical aspects. Endocr Rev 12 : 189-207.

ROSEMBAUM M., GERTNER J.M., LEIBEL R., 1989 : Effects of systemic growth hromone (GH) administration on regional adipose tissue distribution and metabolism in GH-deficient children. J Clin Endocrinol Metab 69 : 1274-1281.

SALOMON F., CUNEO R.C., HESP R., SÖNKSEN P.H., 1989 : The effects of treatment with recombinant human growth hormone on body composition and metabolism in adults with growth hormone deficiency. N Engl J Med 321 : 1797-1803.

BINNERTS A., WILSON J.H.P., LAMBERTS S.W.J., 1988 : The effects of human growth hormone administration in elderly adults with recent weight loss. J Clin Endocrinol Metab 67 : 1312-1316.

RUDMAN D., FELLER A.G., NAGRAJ H.S., GERGANS G.A., LALITHA P.Y., GOLDBERG A.F., SCHLENCKER R.A., COHN L., RUDMAN I.W., MATTSON D.E., 1990 : Effect of human growth hormone in men over 60 years old. N Engl J Med 323 : 1-6.

VAN der VEEN E., NETELENBOS J.C., 1990 : Growth hormone (replacement) therapy in adults : bone and calcium metabolism. Horm Res 33 (suppl 4) : 65-68.

NILSSON A., ISGAARD J., LINDAHL A., DAHLSTROM A., SKOTTNER A., ISAKSSON P.P.G., 1986 : Regulation by growth hormone of number of chondrocytes containing IGF in rat growth plate. Science 233 : 571-574.

JOHANSEN J.S., PEDERSEN S.A., JOGENSEN J.O.L., RIIS B.J., CHRISTIANSEN C., CHRISTIANSEN J.S., SKAKKEBAEK N.E., 1990 : Effects of growth hormone (GH) on plasma bone Gla protein in GH-deficient adults. J Clin Endocrinol Metab 70 : 916-919.

MARCUS R., BUTTERFIELS G., HOLLOWAY L., GILLILAND L., BAYLINGK D.J., MINTZ R.L., SHERMAN B.M., 1990 : Effects of short term administration of recombinant human growth hormone to elderly people. J Clin Endocrinol Metab 70 : 519-527.

SCHLEMMER A., JOHANSEN J.S., PEDERSEN S.A., JORGENSEN J.O., HASSAGER C., 1991 : The effect of growth hormone (GH) therapy on urinary pyridinoline cross-links in GH-deficient adults. Clin Endocrinol 36 : 471-476.

LAMBERTS S.W.J., VALK N.K., BINNERTS A., 1992 : The use of growth hormone in adults : a changing scene, Clin Endocrinol, 37 : 111-115.

CORPAS E.S., HARMAN S.M., BLACKMAN M.R., 1992 b : Serum IGF-binding protein-3 is related to IGF-I, but not to spontaneous GH release, in healthy old men. Horm Metab Res 24 : 543-545.

JORGENSEN J.O.L., CHRISTIANSEN J.S., 1993 : Growth hormone therapy. Brave new senescence : GH in adults, The Lancet, 341 : 1247.

LA MICROINJECTION INTRACYTOPLASMIQUE D'UN SPERMATOZOIDE DANS L'OVOCYTE

A. VAN STEIRTEGHEM*, H. JORIS*, J. LIU*, Z. NAGY*, C. JANSSENSWILLEN*, M. CAMUS*, I. LIEBAERS** and P. DEVROEY**

La fécondation *in vitro* (FIV) et le transfert embryonnaire se sont révélés être des techniques fiables comme thérapeutique pour des couples infertiles en cas de pathologie tubaire, idiopathique ou andrologique. Néanmoins, dans un certain nombre de cas d'infécondité masculine sévère la FIV échoue, dû au pourcentage restreint d'ovocytes fécondés (0 à 5 %) après insémination avec des spermatozoïdes mobiles. Les paramètres du spermogramme sont parfois tellement altérés (moins de 500 000 spermatozoïdes mobiles dans l'éjaculat) qu'un traitement par FIV classique est impossible. Des travaux récents ont montré que certaines techniques de fécondation assistée peuvent remédier à ce problème :

1) La dissection de la zona pellucide, "partial zona dissection" [1] ;
2) L'insémination de quelques spermatozoïdes dans l'espace périvitellin à l'aide d'une micropipette, "subzonal insemination - SUZI - [3-6, 8, 18], et plus récemment ;
3) L'injection directe d'un seul spermozoïde dans le cytoplasme de l'ovocyte, "intracytoplasmic sperm injection -ICSI- [2, 9, 10, 16, 17].

Dans la présente communication nous rapportons notre expérience, 750 cycles consécutifs de traitement par SUZI et ICSI, ainsi que le résultat de l'application de l'ICSI en routine dans le cas où les paramètres du spermatogramme sont très altérés.

CRITÈRES D'INCLUSION POUR TRAITEMENT PAR ICSI OU SUZI

Au Centre de Médecine de la Reproduction, les couples sont traités par fécondation assistée si :

1) La FIV a échoué parce que moins de 5 % des ovocytes étaient fécondés, ou,
2) Les paramètres du spermogramme étaient trop altérés pour la FIV classique puisque moins de 500 000 spermatozoïdes mobiles étaient présents dans l'éjaculat.

Avant d'être inclus dans le programme de fécondation assistée, les couples ont reçu une information détaillée concernant la nouveauté des procédures ICSI et SUZI. Les couples ont accepté de recourir au diagnostic anténatal en cas de grossesse et de participer à une étude prospective du suivi des enfants nés après SUZI et ICSI. Les protocoles de SUZI et ICSI ont été approuvés par le Comité d'Ethique de la Faculté de Médecine et de l'Hôpital Universitaire.

---

* Centre de Médecine de la Reproduction,
** Centre de Génétique,
*** Hôpital Universitaire de l'Université Libre de Bruxelles Néerlandophone (Vrije Universiteit Brussel), Avenue de Laerbeek 101, 1090 Bruxelles, Belgique.

RÉSULTATS DE 750 CYCLES DE SUZI ET D'ICSI

Les détails de l'insémination sub-zonale et de l'injection intra-cytoplasmique d'un seul spermatozoïde ont été rapportés en détails dans des publications récentes de notre Centre [16, 17]. Les patientes ont été stimulées par l'association d'analogues de la GnRH (protocole long) et l'HMG et l'HCG [11, 12]. Peu de temps après le recueil ovocytaire, pratiqué par ponction échoguidée, les ovocytes sont délicatement décumulisés et décoronisés à l'aide d'un traitement enzymatique à l'hyaluronidase et d'une action mécanique grâce à une pipette en verre effilée. La sélection des spermatozoïdes comprend une migration sur deux ou trois couches de gradient de Percoll. Les techniques de SUZI et d'ICSI ont été pratiquées sur des ovocytes en métaphase II par des techniques de micromanipulation (micromanipulateurs et microinjecteurs de Narishige montés sur un microscope inversé Diaphot de Nikon) environ 4 à 6 heures après le recueil ovocytaire. Dans le cas de la technique SUZI trois à cinq spermatozoïdes ont été injectés dans l'espace périvitellin. Pour l'ICSI, un seul spermatozoïde est aspiré dans la pipette d'injection (diamètre interne de 5 µm) et injecté dans le cytoplasme de l'ovocyte avec 1 ou 2 pl de milieu de culture.

La fécondation et le développement embryonnaire après SUZI et ICSI ont été résumés dans le tableau I.

TABLEAU I
Fécondation et développement embryonnaire après SUZI et ICSI

	SUZI	ICSI	P
Ovocytes injectés	3 287	3 944	
Ovocytes intacts	3 008 (92 %)	3 401 (86 %)	0,001
Ovocytes à 2 PN	500 (17 %)	1 873 (55 %)	0,001
Embryons transférables	400 (80 %)	1 412 (75 %)	0,05

Le nombre d'ovocytes en métaphase II soumis à la fécondation assistée était de 3 287 pour la SUZI et de 3 944 pour l'ICSI. La moyenne du nombre d'ovocytes en métaphase II par cycle était 9,6. Environ 16 à 18 heures après SUZI et ICSI les ovocytes sont examinés sous le microscope inversé (magnification X400) pour évaluer si les ovocytes ont été abîmés par la procédure d'injection et pour évaluer le nombre de globules polaires et de pronuclei. Le pourcentage d'ovocytes intacts après SUZI (92 %) est plus élevé qu'après ICSI (86 %). Une diminution progressive du nombre d'ovocytes abîmés lors de l'ICSI est à noter ; ceci en fonction de l'expérience de l'équipe de micromanipulation. Au début, environ un quart des ovocytes étaient abîmés ; avec la pratique, le taux d'ovocytes lésés atteint 10 à 15 % des ovocytes injectés. Le taux de fécondation normale (présence de deux globules polaires et de deux pronuclei) était plus élevé après ICSI qu'après SUZI : 55 % des ovocytes intacts étaient normalement fécondés après ICSI par rapport à 17 % des ovocytes intacts après SUZI. Après 24 heures de culture *in vitro* le taux de clivage embryonnaire était légèrement supérieur après SUZI (80 %) qu'après ICSI (75 %). Les embryons étaient considérés comme transférables, si les ovocytes à 2 PN s'étaient divisés au moins une fois et si le pourcentage de fragments anucléés était inférieur à la moitié du volume de l'embryon [13]. Le transfert d'au moins un embryon était possible dans 74 % des 750 cycles (556 transferts embryonnaires). Ce taux de transfert peut être considéré comme élevé dans des couples qui n'avaient pas eu de fécondation lors d'un, deux ou plusieurs cycles de FIV classique ou qui ne pouvaient pas être acceptés pour un traitement de FIV standard. Le taux de fécondation normale plus élevé après ICSI et le taux de clivage embryonnaire similaire après les deux procédures avaient comme conséquence un plus grand nombre d'embryons disponibles pour transfert après ICSI qu'après SUZI. Un transfert de trois embryons était possible dans 19 % des cycles SUZI et dans 56 % des cycles ICSI.

TABLEAU II

Résultats des transferts embryonnaires

	SUZI	SUZI & ICSI	ICSI
Transferts	156	50	350
Embryons transférés	227	110	826
Moyenne des embryons transférés	1,5	2,2	2,4
Implantations (% des embryons transférés)			
- Total	31 (13,7 %)	12 (10,9 %)	171 (20,7 %)
- Sacs fœtaux	25 (11,0 %)	10 (9,1 %)	158 (19,1 %)
- Sacs fœtaux avec activité cardiaque	23 (10,4 %)	10 (9,1 %)	135 (16,3 %)
Grossesses	23	10	130
Grossesses cliniques ou accouchements	15	8	96 (27 multiples)
Enfants nés (15 octobre 1993)	21	10	119

Les résultats des transferts d'embryons obtenus par SUZI, ICSI ou une combinaison de SUZI et ICSI a été résumé dans le tableau II. Comme les résultats de la fécondation et le clivage embryonnaire le laissaient prévoir, le nombre moyen d'embryons transférés était 1,5 après SUZI, 2,4 après ICSI et 2,2 quand des embryons SUZI et ICSI étaient replacés. Le succès ou l'échec des transferts était évalué en trois étapes :

1) Le nombre total des implantations, y compris les avortements précliniques ;
2) Le nombre de sacs fœtaux, et
3) Le nombre d'implantations avec activité cardiaque fœtale.

Le taux d'implantation par embryon transféré était toujours plus élevé pour les embryons obtenus par ICSI que pour les embryons obtenus par SUZI. Le taux d'implantation plus élevé après ICSI peut être expliqué par le plus grand nombre d'embryons disponibles, ce qui permet une meilleure sélection des embryons qui vont être transférés. Le pourcentage de sacs d'implantation avec activité cardiaque fœtale est similaire au taux d'implantation observé dans notre programme de FIV classique [14, 15]. Le taux de grossesses par transfert embryonnaire était de 15 % après transfert d'embryons obtenus après SUZI, 20 % après transfert d'un mélange d'embryons obtenus après SUZI et ICSI et de 37 % après transfert d'embryons obtenus après ICSI. Le pourcentage de grossesses cliniques ou le pourcentage d'accouchements était de 9,6 % après replacement d'embryons obtenus par SUZI, 16,0 % après replacement d'embryons obtenus après SUZI et ICSI et de 27,4 % après replacement d'embryons obtenus par ICSI.

Le 15 octobre 1993, le nombre d'enfants nés après SUZI et ICSI était :

1) 21 enfants après replacement d'embryons SUZI ;
2) 10 enfants après replacement d'un mélange d'embryons SUZI et ICSI, et
3) 119 enfants après replacement d'embryons obtenus par ICSI.

Jusqu'à présent nous avons obtenu 166 karyotypes normaux après amniocentèse ou ponction de villosités chorioniques. Le suivi des enfants nés au 15 octobre 1993 a révélé la présence de cinq anomalies congénitales majeures :

1) Un enfant avec une fente palatine et labiale et une duplication des calices rénaux ;
2) Un enfant d'une grossesse triple avec une hydranencéphalie ; cet enfant n'était pas vivant au moment de l'accouchement tandis que les deux autres enfants étaient en excellente santé ;
3) et 4) Deux enfants d'une grossesse gémellaire avec une fente palatine, et
5) Un enfant avec une hernie inguinale et ombilicale.

Il faudra attendre les résultats du follow-up prospectif de beaucoup plus d'enfants nés après ICSI avant de pouvoir juger l'innocuité de la procédure ICSI.

ICSI EN TANT QUE PROCÉDURE DE ROUTINE DE FÉCONDATION ASSISTÉE

Les résultats de ces 750 cycles de traitement de SUZI et ICSI ainsi que les résultats d'une étude contrôlée comparant SUZI et ICSI nous a incités à adopter l'ICSI en tant que traitement de routine de fécondation assistée à partir d'août 1992.

Voici le résultat de 801 cycles d'ICSI appliquée chez des couples qui ne pouvaient être traités par la FIV classique.

TABLEAU III
ICSI comme traitement de routine de fécondation assistée

Cycles	801	
Ovocytes injectés	7 907	
Ovocytes intacts	6 994	(88,5 %)
Ovocytes à 2 PN	4 546	(65,0 %)
Embryons transférables	3 465	(76,2 %)
Embryons transférés ou congelés	3 139	(69,0 %)
Transferts embryonnaires	728	(90,8 %)
Grossesses : - total	277	(35 % par cycle)
- cliniques et accouchements	211	(26 % par cycle)

Au total 7 907 ovocytes au stade de métaphase II ont été soumis à l'injection intracytoplasmique d'un seul spermatozoïde. Le pourcentage d'ovocytes lésés par l'ICSI était de 11,5 % ; ce pourcentage est moins élevé que dans les premières séries d'ovocytes traités par ICSI dans notre Centre. Environ deux tiers des ovocytes intacts après l'injection (65,0 %) étaient normalement fécondés après ICSI. Ce taux de fécondation avec des spermatozoïdes parfois très déficients est comparable au taux de fécondation en FIV classique chez des couples ayant une stérilité d'origine tubaire. Après 24 heures de culture *in vitro,* plus que trois quarts (76,2 %) de ces œufs normalement fécondés se sont développés en embryons étant jugés transférables [13]. Le nombre d'embryons replacés était réduit à deux chez les couples considérés comme ayant un risque de grossesse multiple si trois embryons étaient replacés [14, 15]. Un transfert embryonnaire était possible dans 728 de ces 801 cycles de traitement. Un taux de transfert de 90,8 % peut être considéré comme très élevé dans ce groupe de patients ayant des caractéristiques de sperme très altérées. Ces couples n'avaient pas eu de fécondation en FIV classique ou ne pouvaient pas être acceptés pour la FIV puisqu'il n'y avait pas assez de spermatozoïdes mobiles dans l'éjaculat pour considérer que la

FIV pourrait avoir une chance de succès raisonnable. Le nombre total de grossesses était de 277 ce qui correspond à un taux 35 % de grossesses par cycle. Le nombre de grossesses non évolutives était 23,8 % (66/271). Le nombre de grossesses évolutives était 211 correspondant à 26,3 % par cycle.

RÉSULTATS D'ICSI EN PRÉSENCE DE SPERME TRES DÉFICIENT

Les résultats d'ICSI en présence de spermatogramme très altéré au point de vue de la densité du sperme, la mobilité et la morphologie des spermatozoïdes présents dans l'éjaculat ont été résumés dans le tableau IV.

TABLEAU IV
ICSI avec du sperme très déficient

Caractéristiques du sperme	Cycles	Ovocytes injectés	Ovocytes à 2 PN	Embryons	Transferts	Grossesse par cycle
Nombre						
"0"	16	133	69 %	92 %	14	38 %
< 1 x 10^6	28	281	58 %	76 %	27	43 %
Mobilité						
Type A + B + C = 0	22	247	45 %	72 %	19	23 %
Type A + B = 0	28	237	66 %	74 %	27	54 %
Morphologie						
0 %	23	233	63 %	72 %	19	52 %
1 - 2 %	31	275	59 %	74 %	30	42 %

Ces résultats indiquent clairement que l'ICSI peut donner des résultats remarquables même avec un sperme déficient. Les taux de fécondation, de clivage embryonnaire, de transfert embryonnaire et de grossesse par cycle était très élevé après ICSI en utilisant des spermatozoïdes provenant de sperme extrêment altéré.

CONCLUSION

Des taux élevés de fécondations et de grossesses peuvent être obtenus après injection d'un seul spermatozoïde dans le cytoplasme des ovocytes pour les couples ayant une infertilité masculine sévère qui ne permet pas un traitement par FIV classique. L'ICSI peut être appliquée chez des patients ayant un spermatogramme très altéré au point de vue concentration, mobilité et morphologie. Jusqu'à présent, les résultats des karyotypes fœtaux obtenus après diagnostic anténatal et le suivi prospectif des enfants nés après ICSI n'indique pas une augmentation des anomalies congénitales. Ces résultats doivent être confirmés chez un plus grand nombre d'enfants. ●

BIBLIOGRAPHIE

[1] COHEN J., MALTER H., WRIGHT G., KORT H., MASSEY J., MITCHELL D. : Partial zona dissection of human oocytes when failure of zona pellucida penetration is anticipated. Hum. Reprod. 1989 ; 4, 435-442.

[2] EDWARDS R., VAN STEIRTEGHEM A.C. : Intracytoplasmic sperm injections (ICSI) and human fertilization : does calcium hold the key to success ? Hum. Reprod. 1993 ; 8, 988-989.

[3] FISHEL S., JACKSON P., ANTINORI S., JOHNSON J., GROSSI S., VERSACI C. : Subzonal insemination for the alleviation of infertility. Fertil. Steril. 1990 ; 54, 828-835.

[4] FISHEL S., ANTINORI S., JACKSON P., RINALDI L. : Presentation of six pregnancies established by sub-zonal insemination (SUZI). Hum. Reprod. 1991 ; 6, 124-130.

[5] NG S.C., BONGSO A., RATNAM S.S., SATHANANTHAN H., CHAN C.L.K., WONG P.C., HAGGLUND L., ANANDAKUMAR C., WONG Y.C., GOH V.H.H. : Pregnancy after transfer of sperm under zona. Lancet 1988 ; ii, 790.

[6] NG S.C., BONGSO A., CHANG S.I., SATHANANTHAN H., RATNAM S. Transfer of human sperm into the perivitelline space of human oocytes after zona-drilling or zona-puncture. Fertil. Steril. 1989 ; 52, 73-78.

[7] PALERMO G., VAN STEIRTEGHEM A. : Enhancement of acrosome reaction and subzonal insemination of a single spermatozoon in mouse eggs. Mol. Reprod. Dev. 1991 ; 30, 339-345.

[8] PALERMO G., JORIS H., DEVROEY P., VAN STEIRTEGHEM A.C. : Induction of acrosome reaction in human spermatozoa used for subzonal insemination. Hum. Reprod. 1992 ; 7, 248-254.

[9] PALERMO G., JORIS H., DEVROEY P., VAN STEIRTEGHEM A.C. : Pregnancies after intracytoplasmic injection of single spermatozoon into an oocyte. Lancet 1992 ; 340, 17-18.

[10] PALERMO G., JORIS H., DERDE M.P., CAMUS M., DEVROEY P., VAN STEIRTEGHEM A.C. : Sperm characteristics and outcome of human assisted fertilization by subzonal insemination and intracytoplasmic sperm injection. Fertil. Steril 1993 ; 59, 826-935.

[11] SMITZ J., DEVROEY P., FAGUER B., BOURGAIN C., CAMUS M., VAN STEIRTEGHEM A.C. : A prospective randomized comparison of intramuscular or intravaginal natural progesterone as a luteal phase and early pregnancy supplement. Hum. Reprod. 1992 ; 7, 168-175.

[12] SMITZ J., BOURGAIN C., VAN WAESBERGHE L., CAMUS M., DEVROEY P., VAN STEIRTEGHEM A.C. : A prospective randomized study on œstradiol valerate supplementation in addition to intravaginal micronized progesterone in buserelin and HMG induced superovulation. Hum. Reprod. 1993 ; 8, 40-45.

[13] STAESSEN C., CAMUS M., KHAN I., SMITZ J., VAN WAESBERGHE L., WISANTO A., DEVROEY P. : An 18-month survey of infertility treatment by in vitro fertilization, gamete and zygote intrafallopian transfer, and replacement of frozen-thawed embryos. J. In Vitro Fertil. Embryo Transf. 1989 ; 6, 22-29.

[14] STAESSEN C., CAMUS M., BOLLEN N., DEVROEY P., VAN STEIRTEGHEM A.C. : The relationship between embryo quality and the occurrence of multiple pregnancies. Fertil. Steril. 1992 ; 57 ; 626-630.

[15] STAESSEN C., JANSSENSWILLEN C., VAN DEN ABBEEL E., DEVROEY P., VAN STEIRTEGHEM A.C. : Avoidance of triplet pregnancies by elective transfer of two good quality embryos. Hum. Reprod. 1993 ; 8, 1650-1653.

[16] VAN STEIRTEGHEM A.C., LIU J., JORIS H., NAGY Z., JANSSENSWILLEN C., TOURNAYE H;, DERDE M.P., VAN ASSCHE E., DEVROEY P. : Higher success rate by intracytoplasmic sperm injection than by subzonal insemination. Report of a second series of 300 consecutive treatment cycles. Hum. Reprod. 1993 ; 8, 1055-1060.

[17] VAN STEIRTEGHEM A.C., NAGY Z., JORIS H., LIU J., STAESSEN C., SMITZ J., WISANTO A., DEVROEY P. : High fertilization and implantation rates after intracytoplasmic sperm injection. Hum. Reprod. 1993 ; 8, 1061-1066.

[18] WOLF J.Ph., BUCOT B., KUNSTMANN J.M., FRYDMAN R., JOUANNET P. : Influence of sperm parameters on outcome of subzonal insemination in the case of previous IVF failure. Hum. Reprod. 1992 ; 7, 1407-1413.

REMERCIEMENTS

Ce travail a bénéficié de l'aide de beaucoup de collègues du Centre : Geertrui Bocken, Bart Desmet, An Vankelecom et Heidi Van Ranst du laboratoire de microinjection ; le personnel clinique, scientifique, paramédical et technique des Centres de Médecine de la Reproduction et de Génétique Médicale. La dactylographie a été faite par Nadia Fenners et Viviane De Wolf. Le travail bénéficie de subsides du Fonds de la Recherche Scientifique Médicale.

PHYSIOLOGIE DU REMODELAGE OSSEUX ET OSTÉOPÉNIE POST-MÉNOPAUSIQUE. EXPLORATIONS

Christian ROUX*

Le squelette a 3 fonctions : mécanique (soutien des tissus), métabolique (régulation phosphocalcique) et hématopoïétique. Le remodelage osseux indispensable aux deux premières fonctions est un phénomène permanent [1].

Deux à 10 % du squelette se renouvellent chaque année. 80 % de ce remodelage se produit dans les os trabéculaires, qui ne représentent que 20 % du squelette ; l'os cortical (enveloppe des os longs) est responsable de 20 % du remodelage. Ce phénomène se produit au sein d'unités fonctionnelles (BMU, pour Basic Multicellular Unit), discrètes et indépendantes. Les BMU sont constituées de 2 types de cellules : les ostéoclastes, cellules de la résorption, et les ostéoblastes, cellules de la formation osseuse. Le remodelage se fait selon un cycle précis. Une activation (secondaire à une stimulation mécanique, hormonale, ou locale) provoque la rétraction des cellules bordantes de l'os, permettant le début de la résorption d'une quantité prédéterminée d'os par les ostéoclastes. Puis vient la phase de reversion au cours de laquelle peuvent apparaître dans la lacune de résorption des cellules mononucléées ayant un phénotype macrophagique. Puis les ostéoblastes entreprennent la formation osseuse en deux étapes : d'abord, création d'une matrice ostéoïde collagénique, puis minéralisation de cette matrice par dépôt de cristaux d'hydroxy-apatite. Les ostéoclastes peuvent résorber environ 50 µm par jour. La formation est plus lente (environ 1 µm par jour). Le temps nécessaire à la destruction et reconstruction complète d'une unité fonctionnelle est 3 à 5 mois.

LES ACTEURS DU REMODELAGE

Les ostéoblastes dérivent d'une cellule souche mésenchymateuse. Ils forment une structure linéaire d'allure épithéliale à la surface de l'os, où ils sécrètent la matrice osseuse de façon unidirectionnelle. Leur régulation est mal connue. In vitro, la formation osseuse est favorisée par les IGF (Insulin - Growth Factors), le TGFß (Tranforming - Growth Factor ß) et les BMP (Bone Morphogenetic Proteins).

Les ostéoclastes ont une origine hématopoïétique ; une même cellule souche hématopoïétique pluripotente donne naissance à 2 lignées : la lignée "ostéoclaste", ou la lignée "monocyte-macrophage", en fonction des stimuli locaux qu'elle reçoit. Les ostéoclastes sont des grandes cellules multinucléées, fixées à la surface osseuse par des intégrines. La destruction osseuse se fait au sein d'une zone limitée par la bordure en brosse ostéoclastique. Au sein

* Clinique de Rhumatologie, Hôpital Cochin, 27, rue du Faubourg Saint-Jacques, 75014 Paris.

de cette zone, un environnement acide est créé par sécrétion d'ions H+, responsables de la dissolution minérale. La matrice est détruite par des enzymes protéolytiques (cathepsines, collagénases). La résorption osseuse est contrôlée par des hormones systémiques et des cytokines locales. La parathormone et la 1,25 OH_2, vitamine D stimulent la résorption ; l'estradiol, la calcitonine la diminuent. Les interleukines [1, 6, 11], les TNF (tumor necrosis factor) ∝ et ß, le M-CSF (macrophage colony stimulating factor), et les prostaglandines stimulent la résorption osseuse ; la TGFß la diminue.

L'ostéoblaste est la cellule clé du contrôle de la résorption. Elle est capable de synthétiser la plupart des molécules de régulation cellulaire (IGF, interleukines...), qui jouent un rôle autocrine et paracrine sur la prolifération ostéoblastique, et paracrine sur les ostéoclastes, en contrôlant la transformation des précurseurs, ou l'activité des cellules matures.

RÔLE DE L'ESTRADIOL

Il existe des récepteurs nucléaires du 17ß estradiol sur les ostéoblastes humains [2]. La possibilité d'un effet direct de l'estradiol sur les cellules osseuses a été montrée sur des cellules dérivées d'ostéosarcome humain : des doses physiologiques d'estradiol peuvent diminuer la production d'AMP cyclique due à la stimulation par la parathormone [3].

Plusieurs résultats expérimentaux montrent de façon cohérente l'effet anti-résorption osseuse de l'estradiol. Sur des cellules ostéoblastiques humaines en culture, le 17ß E_2 (10^{-10} M) augmente la sécrétion de TGFß [4]. Physiologiquement, cette cytokine est stockée dans la matrice osseuse et peut avoir, lorsqu'elle est libérée par la résorption, une action inhibitrice sur le recrutement et l'activité ostéoclastique.

On observe ex-vivo dans les semaines qui suivent une ovariectomie une augmentation du relargage spontané d'IL-1 et de TNF∝, et de GM-CSF après stimulation, par les monocytes circulants. Ce relargage est normalisé chez les femmes traitées par estrogénes [5]. La production ex-vivo d'interleukine 1 par les monocytes circulants est plus importante chez les sujets osteoporotiques que chez les sujets contrôles. L'IL1 et le TNF∝ sont de puissants stimulants de la résorption osseuse in vitro. Le 17ß estradiol diminue la sécrétion de TNF∝ monocytes circulants de femmes ménopausées [6].

Sur plusieurs modèles expérimentaux (calvaria de rats nouveau-nés, cellules de stroma médullaire de souris, cellules humaines), la bio-activité interleukine 6 est augmentée par le TNF∝, l'interleukine 1 ; l'association IL-1 et TNF∝ est synergique. L'ajout de 17ß estradiol inhibe de façon dose dépendante cette stimulation. Ce phénomène est observé avec d'autres stéroïdes (testostérone, progestérone) mais à des doses plus importantes qu'avec l'œstradiol. On peut montrer par ailleurs que la formation de cellules ostéoclastiques à partir de leurs précurseurs sur le milieu de calvaria est augmentée par le TNF∝ ; cet effet est réduit par le 17ß estradiol comme par un anticorps anti IL-6. Chez l'animal, la perte osseuse et le recrutement ostéoclastique secondaires à la carence estrogénique peuvent être prévenues par un anti-IL6, ou un antagoniste du récepteur à l'IL1 [7, 8, 9].

Chez l'animal, un effet anabolique des estrogènes peut être démontré in vivo. La perfusion locale de 17ß estradiol dans la métaphyse de fémur de ratte ovariectomisée provoque localement une réduction des paramètres histomorphométriques de la résorption osseuse, mais aussi une augmentation locale du nombre d'ostéoblastes et des surfaces ostéoïdes, par rapport au fémur controlatéral du même animal servant de contrôle. Par histomorphométrie, on montre que le volume osseux est réduit d'environ 50 % par ovariectomie chez la ratte. Cette perte osseuse peut être annulée par le traitement des animaux par un bisphosphonate.

Mais l'ajout d'un traitement 17ß estradiol à des rattes ovariectomisées traitées par bisphosphonate entraîne une augmentation du volume osseux par rapport à des animaux traités par bisphosphonate seul [10].

In vitro, cet effet anabolique a été démontré sur plusieurs types de modèles expérimentaux : calvaria de rats nouveau-nés, cellules trabéculaires d'os longs de rat, lignées ostéoblastiques de rats immortalisées (RCT1 et RCT3). Le 17ß estradiol favorise l'incorporation de thymidine tritiée et la synthèse de collagène sur les cellules calvaria, et a un effet mitogénique. Cet effet apparaît à des concentrations de 10^{-9} moles. Le 17ß estradiol augmente l'expression d'ARNm de l'IGF1. Sur les cellules immortalisées, on peut annuler l'effet anabolique de l'estradiol par le fragment IgG d'un anticorps anti-IGF1. Il est donc probable que l'effet anabolique de l'estradiol est médié par l'IGF1 [11, 12, 13]. L'estradiol peut réguler l'activité des IGFs en modulant la sécrétion par les ostéoblastes de leurs protéines porteuses (IGF-BP) [14].

Il faut remarquer que sur des cellules ostéoblastiques humaines cet effet anabolique n'a pas pu être mis en évidence [15]. Cette contradiction peut s'expliquer si l'on admet que le 17ß estradiol a un effet sur des cellules jeunes, n'ayant pas la maturation des cellules humaines utilisées dans les autres expériences.

L'OSTÉOPÉNIE POST-MÉNOPAUSIQUE

Le remodelage osseux est normalement équilibré ; les ostéoblastes reconstituent la quantité d'os détruite. Ce phénomène de couplage cellulaire indispensable à l'intégrité squelettique est encore mal compris. Il est perturbé par des phénomènes pathologiques (maladies inflammatoires, néoplasiques, immobilisation), ou "physiologiques" : la ménopause et le vieillissement. Ces deux événements doivent être clairement distingués. Le vieillissement est caractérisé par un ralentissement d'activité ostéoblastique, donc de la formation osseuse, responsable de l'ostéopénie dite physiologique. La carence estrogénique au contraire, provoque une levée du contrôle ostéoclastique, donc une hyper-activité de résorption ; la formation, bien qu'augmentée du fait du couplage, est insuffisante, et cet hyper-remodelage provoque donc un déficit osseux, l'ostéopénie post-ménopausique. Celle-ci est caractérisée par une réduction de la masse osseuse, et une altération de la micro-architecture de l'os par amincissement et perforation des travées.

MARQUEURS BIOLOGIQUES DU REMODELAGE OSSEUX

L'os est constitué d'une matrice organique et de minéraux. La partie minérale représente les deux tiers du poids sec de l'os ; elle est constituée de cristaux d'hydroxyapatite $Ca_{10}(PO_4)_6(OH)_2$. La matrice osseuse est faite de protéines. Il s'agit de collagène (de type I) à 90 %. Les protéines non collagéniques sont l'ostéocalcine, l'ostéonectine, l'ostéopontine, la sialoprotéine... Il est maintenant possible d'évaluer le remodelage osseux en dosant dans le sang et/ou les urines un constituant de la matrice ou du cristal, ou une activité enzymatique associée aux ostéoblastes ou aux ostéoclastes. La plupart des maladies osseuses métaboliques sont facilement caractérisées par les modifications de ces marqueurs. Au cours de l'ostéoporose ces marqueurs sont le plus souvent dans les limites de la normale ; c'est pourquoi la recherche se poursuit pour la découverte de nouveaux marqueurs plus sensibles et l'amélioration des techniques de dosage [16, 17].

Les marqueurs de la formation osseuse se dosent dans le sang. La phosphatase alcaline sérique est le plus ancien. Il manque bien entendu de sensibilité et de spécificité ; des techniques se développent pour différencier en routine les iso-enzymes hépatique, rénal, et osseux. Les peptides d'extension du procollagène I sont à l'étude ; au cours de l'ostéoformation, une molécule de procollagène est clivée en une molécule de collagène (incorporée dans la matrice) et 2 peptides d'extension (amino et carboxy terminal). Le dosage de ces peptides dans le sang est possible, mais manque de sensibilité. L'ostéocalcine est synthétisée par les ostéoblastes (en présence de vitamine D). Cette protéine est incorporée dans la matrice osseuse, où elle a une forte affinité pour les cristaux d'hydroxyapatite. Une fraction de cette néosynthèse passe dans le sang où la mesure est possible par méthode radio-immunologique [16]. L'ostéocalcine est le marqueur le plus spécifique de la formation osseuse. Toutefois, ce dosage doit être compris comme un reflet du remodelage osseux. En effet, dans la plupart des pathologies osseuses, le couplage résorption-formation est conservé. Toute augmentation de la formation est le résultat d'une augmentation préalable de la résorption. Ainsi, dans les années qui suivent la ménopause, l'ostéocalcine est augmentée et reflète l'état d'hyperremodelage.

Les marqueurs de la résorption osseuse se dosent dans les urines.

Le moyen le plus simple est de doser la calciurie à jeun, sur les urines de 2 heures, rapportée à la créatininurie ; ce dosage est préférable à celui des 24 heures, dont le résultat dépend aussi des apports alimentaires. La dégradation du collagène libère des acides aminés (hydroxyproline, hydroxylysine). L'hydroxyprolinurie est un marqueur courant de la résorption, mais peu sensible. Sa détermination sur les urines de 24 heures n'est fiable qu'après un régime exempt de collagène ; une partie des molécules relarguées par l'os subit un métabolisme hépatique ; des quantités significatives d'hydroxyproline urinaire proviennent d'autres sources que l'os (par exemple de la fraction C1q du complément). Les phosphatases acides sont des enzymes ostéoblastiques ; contrairement à l'enzyme prostatique, la phosphatase osseuse résiste à l'action de l'acide L-tartrique. Cette phosphatase-acide-tartrate-résistante peut être dosée (difficilement) dans le plasma. Le dosage le plus sensible de la résorption osseuse est celui des molécules de pontage du collagène (cross-links) : la pyridinoline (Pyr) et la déoxypyridinoline (D-Pyr). Ces molécules stabilisent les chaînes de collagène dans la matrice osseuse. Libérées lors de la résorption osseuse, elle ne sont pas réutilisées au cours de la néosynthèse du collagène, ni métabolisées dans l'organisme. Il ne semble pas y avoir de contribution alimentaire à l'excrétion urinaire de D-Pyr. Après la ménopause, Pyr et D-Pyr urinaires augmentent de 50 à 100 % ; ces taux sont normalisés par la substitution hormonale [17].

Les dosages biochimiques osseux suscitent beaucoup d'espoirs ; mais ils posent encore des problèmes de réalisation technique et d'interprétation à l'échelon individuel. Un état d'hyperremodelage, caractérisé par l'augmentation de l'ostéocalcine, de l'hydroxyprolinurie et de la D-Pyr urinaire, expose à une perte osseuse exagérée. Il est possible qu'une meilleure évaluation du risque fracturaire puisse être réalisée par l'étude simultanée des paramètres biochimiques du remodelage osseux et de la densitométrie.

LA DENSITOMÉTRIE

Il est possible de mesurer la masse osseuse, par des techniques non invasives de mesures de l'absorption des rayons X par les tissus. La technique la plus utilisée est l'absorptiométrie biphotonique à rayons X (DXA). Son résultat est le contenu minéral osseux (en grammes), et la masse surfacique (dite "densité", en g/cm2). La mesure peut se faire au rachis lombaire, à l'extrémité supérieure du fémur, au poignet, voire au squelette entier. Sa répétition est sans danger en raison de la très faible quantité d'irradiation délivrée. La DXA est un instrument de mesure rapide, précis et reproductible. Elle a transformé l'approche diagnostique et thérapeutique de toutes les ostéopathies raréfiantes, quelle que soit leur origine (néoplasies, endocrinopathies...). Plusieurs études prospectives ont montré qu'il existe une relation claire entre réduction de la masse osseuse et risque fracturaire. Il est possible de suivre la réponse osseuse aux traitements en répétant la mesure [18, 19, 20]. Il existe toutefois des limites pratiques et théoriques à son utilisation.

LES LIMITES PRATIQUES

Quatre types d'appareil sont sur le marché, et chacun d'eux dispose de plusieurs logiciels plus ou moins performants. Il n'y a pas de calibration de ces machines entre elles, et leurs résultats peuvent être différents. Le suivi d'un patient doit donc se faire toujours avec le même appareil.

Le résultat de la mesure habituelle au rachis, en incidence postéro-antérieure est artificiellement augmenté par les processus condensants des vertèbres et des disques (arthrose). Les mesures en incidence latérale posent d'autres problèmes techniques et ne sont pas satisfaisantes aujourd'hui.

La mesure peut être répétée, après un certain délai, qui dépend de la variation attendue. Un calcul simple montre que, compte tenu d'une reproductibilité de 1 %, une variation de la mesure pour un individu n'est significative que si elle dépasse 2,8 %. Le délai à respecter entre 2 mesures est donc celui nécessaire à cette variation. Il peut être inférieur à 1 an (agonistes de la GnRH) ; le plus souvent il est de 12 à 18 mois.

LES LIMITES THÉORIQUES

Il n'existe pas de consensus sur les définitions de l'ostéopénie et l'ostéoporose. Pour des raisons pratiques, il est simple de définir l'ostéoporose comme une maladie caractérisée par des fractures survenant pour des traumatismes minimes, et l'ostéopénie (réduction de la masse osseuse) comme le principal facteur de risque de cette maladie. L'ostéopénie est une situation de risque “inacceptable”. Elle peut être définie comme un écart à la normale pour l'âge d'une déviation standard, ou un écart au pic maximal de masse osseuse de 2 déviations standards. En l'absence de tassement vertébral, l'évaluation de l'ostéopénie doit être considérée comme une aide à la décision thérapeutique. Elle peut être utile pour convaincre une patiente à suivre un traitement hormonal substitutif. ●

RÉFÉRENCES

[1] PARFITT A.M. : Bone remodeling : relationship to the amount and structure of bone, and the pathogenesis and prevention of fractures. In : Riggs B.L., Melton L.J. III, Osteoporosis, etiology, diagnosis and management, pp. 45-93, New York, Raven Press, 1988.

[2] ERICKSEN E.F., COLVARD D.S., BERG N.J., GRAHAM M.L., MANN K.G., SPELSBERG T.C., RIGGS B.L. : Evidence of estrogen receptors in normal human osteoblast like cells. Science, 1988 ; 241 : 84-86.

[3] FUKAYAMA S., TASHJIAN A.H. : Direct modulation by estradiol of the response of human bone cells (Sa OS-2) to human parathyroid hormone (PTH) and PTH related protein. Endocrinology, 1989 ; 124 : 397-401.

[4] OURSLER M.J., CORTESE C., KEETING P., ANDERSON M.A., BONDE S.K., RIGGS B.L., SPELSBERG T.C. : Modulation of transforming growth factor ß production in normal human osteoblast-like cells by 17 ß estradiol and parathyroid hormone. Endocrinology, 1991 ; 129 : 3313-3320.

[5] PACIFICI R., BROWN C., PUSCHECK E., FRIEDREICH E., SLATOPOLSKY E., MAGGIO D., Mc CRACKEN R., AVIOLI L.V. : Effect of surgical menopause and estrogen replacement on cytokine release from human blood monocuclear cells. Proc. Natl. Acad. Sci., 1991 ; 88 : 5134-5138.

[6] RALSTON S.H., RUSSEL R.G.G., GOWEN M. : Estrogen inhibits release of tumor necrosis factor from peripheral blood mononuclear cells in post menopausal women. J. Bone Miner Res, 1990 ; 5 : 983-988.

[7] GIRASOLE G., JILKA R.L., PASSERI G., BOSWELL S., BODER G., WILLIAMS D.C., MANOLAGAS S.C. : 17ß estradiol inhibits interleukin - 6 production by bone marrow derived stromal cells and osteoblasts in vitro : a potential mechanism for the anti osteoporotic effect of estrogens. J. Clin Invest, 1992 ; 89 : 883-891.

[8] JILKA R.L., HANGOC G., GIRASOLE G., PASERI G., WILLIAMS D.C., ABRAMS I.S., BOYCE B., BROXMEYER H., MONOLAGAS S.C. : Increased osteoclast development after estrogen loss : mediation by interleukin 6. Science, 1992 ; 257 : 88-91.

[9] KIMBLE R.B., VANNICE J.L., BLOEDOW D.C., THOMPSON R.C., PACIFICI R. : Infusion of IL1 réceptor antagonist prevents bone loss in ovariectomized rats. J. Bone Miner Res, 1992 ; 7 : S116 (abstr).

[10] CHOW J., TOBIAS J.H., COLSTON K.W., CHAMBERS T.J. : Estrogen maintains trabecular bone volume in rats not only by suppression of bone resorption but also by stimulation of bone formation. J. Clin Invest 1992 ; 89 : 74-78.

[11] ERNST M., SCHMID Ch., FROESCH E.R. : Enhanced oesteoblast proliferation and collagen gene expression by estradiol. Proc. Natl. Acad. Sci., 1988 ; 85 : 2307-2310.

[12] ERNST M., HEATH J.K., RODAN G.A. : Estradiol effects on proliferation, messenger ribonucleic acid for collagen and insulin-like-growth-factor1, and parathyroid hormone-stimulated adenylate cyclase activity in osteoblastic cells from calvariae and long bones. Endocrinology, 1989 ; 125 : 825-833.

[13] ERNST M., RODAN G.A. : Estradiol regulation of insulin-like-growth factor 1 expression in osteoblastic cells : evidence for transcriptional control. Molecular Endocrinology 1991 ; 5 : 1081-1089.

[14] SCHMID C., ERNST M., ZAPF J., FROESCH E.R. : Release of insulin - like growth factor carrier proteins by osteoblasts : stimulation by estradiol and growth hormone. Biochem. Biophys. Res. Commun., 1989 ; 160 : 788-793.

[15] KEETING P.E., SCOTT R.E., COLVARD D.S., HAN I.K., SPELSBERG T.C., RIGGS B.L. : Lack of a direct effect of estrogen on proliferation and differentiation of normal human osteoblast- like cells. J. Bone Miner Res, 1991 ; 6 : 297-304.

[16] DELMAS P.D. : Biochemical markers of bone turnover for the clinical assessment of metabolic bone disease. Endocrinol. Metab. Clin. North Am. 1990 ; 19 : 1-18.

[17] UEBELHART D., SCHLEMMER A., JOHANSEN J., GINEYTS E., CHRISTIANSEN C., DELMAS P.D. : Effect of menopause and hormone replacement therapy on the urinary excretion of pyridinium cross links. J. Clin Endocrinol Metab., 1991 ; 72 : 367-373.

[18] MELTON L.J. III, EDDY D.M., JOHNSTON C.C. : Screening for osteoporosis. Ann Int Med, 1990 ; 112 : 516-528.

[19] JOHNSTON C.C., SLEMENDA C.W., MELTON L.J. III : Clinical use of bone densitometry. N Engl J. Med, 1991 ; 324 : 1105-1109.

[20] CUMMINGS S.R., BLACK D.M., NEVITT M.C., BROWNER W., CAULEY J., ENSRUND K., GENANT H.K., PALERMO L., SCOTT J., VOGT T.M. : For the Study of Osteoporotic Fractures Research Group. Bone density at various sites for prediction of hip fratures. Lancet, 1993 ; 341 : 72-75.

TRAITEMENT HORMONAL ÉCONOMIQUE PRÉVENTIF DE L'OSTÉOPÉNIE DE LA MÉNOPAUSE

Albert NETTER* et Gilbert JANAUD**
avec la collaboration d'Alice LAMBERT*

Dans un article d'octobre 93, Felson et ses collaborateurs [1], étudiant le groupe de femmes de Framingham, concluent, de même que Ettinger et Grady [2] que l'œstrogénothérapie agit, tant qu'on la suit, mais que, même après 7 à 10 ans de traitement, le bénéfice s'en perd rapidement. Au point qu'E et G se demandent s'il ne vaudrait pas mieux commencer le traitement hormonal à 70 ans pour éviter les fractures du col après 75 ans.

Le défaut de l'étude de Felson est qu'on ne sait pas très bien les modalités du traitement suivi, ni s'il a été suivi très fidèlement ! C'est par un interrogatoire tardif que ces renseignements ont été fournis. Au surplus les doses d'œstrogènes ont été diverses et la durée du traitement a varié de 2 à 10 ans.

Tout cela confirme ce que nous avait dit B.E.C. Nordin ici même il y a 14 ans et il y a 21 ans [3].

C'est un peu parce que Nordin nous avait montré en 1973 le caractère éphémère du maintien de la trame osseuse et sa perte rapide après arrêt du traitement que nous avons mis en train en 1974 un traitement de longue haleine, mais de caractère différent par les faibles doses d'œstrogènes employées.

Une autre raison était que les traitements fortement dosés sont souvent mal supportés à la longue (tension des seins, prise de poids, œdème).

Enfin la troisième était que femmes et médecins ont peur des traitements classiques, et que la meilleure preuve de cette affirmation, c'est que moins de 10 % des femmes ménopausées suivent un traitement hormonal. Les raisons en ont été exposées de nombreuses fois :

– les femmes elles-mêmes : peur du cancer, peur du mot hormones, peur de grossir, peur de continuer d'avoir des règles, peur de transgresser les lois naturelles ;
– les médecins : peur de contre-indications latentes, de complications veineuses, d'une affection intercurrente pour laquelle il ne pourra démontrer l'inoffensivité du traitement (cancer du sein en particulier).

Cependant les avantages du traitement ne sont pas contestés :

- bénéfice osseux ;
- action favorable sur les artères coronaires.

* Hôpital Necker et Saint-Louis. Adr. pers. : 11, rue de l'Université, 75007 Paris.
** Centre Willemin, 21, rue Barbet de Jouy, 75007 Paris.

En 1974, partant de l'idée :

1) Que les obèses font rarement de l'ostéoporose, alors que la différence de l'œstradiolémie avec les femmes minces est minime ;
2) Que le traitement classique n'a rien de physiologique, puisque le cycle normal comporte des taux pulsatiles d'œstradiol, variant à chaque jour du cycle ;

nous avons mis au point le protocole suivant :

PROTOCOLE

1. Sujets :

107 femmes traitées
109 témoins non traitées :
– parce que refusant de l'être ;
– d'âge et de poids comparables.

2. Œstrogène utilisé

Ethinylœstradiol........ 10 à 12,5 mcg
ou Estrogènes conjugués .... 0,625 mg
ou Estradiol .... 2 mg

3. Voie

Buccale, percutanée, transcutanée ou intramusculaire.

4. Chronologie

Les 6 premiers mois :
– œstrogène : 3 jours par semaine ;
– progestatif : 12 jours tous les mois ou deux mois selon qu'il y a ou non des règles.

Les 5 ans suivants :
– œstrogène : 2 jours par semaine ;
– progestatif : deux semaines tous les deux ou trois mois selon qu'il y a ou non des règles.

Les années suivantes :
– œstrogène une fois par semaine ;
– progestatif tous les trimestres.

Le *progestatif* a été de la progestérone ou une nortestostérone les premières années, de la progestérone ou un dérivé prégnane lorsque ces dérivés ont été disponibles.

Cas particulier :
Les femmes *hystérectomisées* n'ont pas reçu de progestatif.

5. Méthodes d'étude

Après 5 ans, le cœfficient de Nordin a été utilisé. Rappelons que c'est le rapport Calcium urinaire/créatinine urinaire dans les urines de 2 heures recueillies après 12-14 h de jeûne.

Après 10, 15 et 19 ans, on a utilisé l'absorptiométrie à R.X. =
– biphotonique pour les vertèbres L1 à L4 et pour le fémur (triangle de Ward) ;
– monophotonique pour le radius.

RÉSULTATS

a) Coefficient de Nordin à 5 ans :

Traitées 97 : Ca/Cr = 0,08 ± 0,03

Non traitées 103 : Ca/Cr = 0,13 ± 0,05

b) Densité osseuse

TABLEAU I

Densité Osseuse	Nombre de femmes (octobre 1993)					
	traitées	non traitées	traitées	non traitées	traitées	non traitées
≤ 2 SD	2	16*	1	14*	2	15*
≥ 2 SD	8	0	1	0	1	0
Normal	51	47	56	37	45	31
	61	63	58	51	48	46
Après ➔	10 ans		15 ans		19 ans	

SD = écart type par rapport à la normale pour l'âge. On a pris, parmi les données mesurées (vertèbres, radius, fémur) les plus écartées de la normale.
* = significatif à p = 0,005.

(Le chiffre utilisé est celui de la densité la plus faible, parmi : triangle de Ward-radius - moyenne des densités lombaires).

c) Règles et fractures

TABLEAU II

Règles et fractures

Règles :	6 premiers mois	80/97	
	2 ans suivants	20/97	
	3 ans suivants	9/97	
	Ensuite	0/71	
Fractures après 15 ans			
traitées :	58 cas	=	2 fractures de Pouteau-Colles, 5 tassements vertébraux
non traitées :	51 cas	=	3 Pouteau, 12 tassements vertébraux*
* significatif à p = 0,01			

DISCUSSION

Il n'y a pas, dans la littérature, d'observation portant sur 19 ans de traitement. Le bénéfice des œstrogènes pour l'os n'est plus discuté, mais à l'arrêt de leur administration, la plupart des auteurs [1] ont tendance à penser que l'os, en particulier le col du fémur redevient fragile.

Nos malades les plus âgées ont 75 ans. Aucune ne s'est fracturé le col fémoral, ni le col huméral, mais sur moins de 100 observations, cela ne prouve rien.

Nos cas prouvent seulement :

1. Que les « Crush » fractures vertébrales sont beaucoup moins nombreuses ;
2. Que la densité osseuse est nettement supérieure à la normale pour l'âge ;
3. Rien ne peut être dit sur les fractures du radius.

Une base scientifique est venue appuyer en le justifiant l'emploi de doses minimes d'œstrogènes, puisque Naveh-Many et coll [4] ont découvert que les cellules à calcitonine thyroïdiennes C et les cellules parathyroïdiennes ont une sensibilité exquise aux œstrogènes = transposé au poids de la femme, un microgramme par jour d'œstradiol suffit à stimuler ces cellules. Le traitement classique en administre 2 000 fois plus !

On conçoit l'avantage énorme pour la Sécurité Sociale et le budget de la nation qu'aurait l'emploi de ces doses ultraminimes.

Autres avantages :

a) La bonne observance (mais cela peut tenir à la façon de présenter ce traitement aux femmes) ;
b) L'élimination très vraisemblable de la responsabilité de doses aussi faibles à l'égard de maladies intercurrentes. ●

BIBLIOGRAPHIE

[1] FELSON D.T., ZANG Y., HANNAN M.P. et Alii : T he effect of post menopausal therapy on bone density in elderly women. N.E.J.M. 1993, 329, 1141-46.

[2] ETTINGER B. et GRADY D. : The waning effect of Post Menopausal estrogen therapy on osteoporosis. N.E.J.M. 1993, 329, 1192-93.

[3] GRILLY R.C., FRANCIS R. et NORDIN B.E.C. : Ostéoporose post ménopausique. In Actual, Gyneco 11e série 1980, Masson ed Paris, pp. 167-180.

[4] NAVEH-MANY T., ALMOGI G., LIVNI N., SILVER J. : Estrogen receptors and biologic response in rat parathyroid tissue and C cells. J. Clin/Invest..; 1992, 90, 2434-2438.

[5] RYDE S.O.S., BOWEN-SIMPKINS K. et P., EVANS W.D., MORGAN W.D., COMPSTON J.E. : The effect of œstradiol implants on regional and total bone mass : a three year longitudinal study. Clin. Endocr., 1994, 40, 33-38.

TRAITEMENT DE L'AMÉNORRHÉE HYPOTHALAMIQUE PAR UN ANTAGONISTE DES OPIOIDES

L. WILDT* et G. LEYENDECKER**

Le cycle menstruel normal dépend des giclées circhoraires de GnRH hypothalamique (HT) dans le système porte hypophysaire.

La défaillance de ce générateur pulsatile, engendre celle de l'ovaire : d'où, selon son degré, insuffisance lutéale, cycles anovulatoires ou, à l'extrême aménorrhée.

Or cette défaillance HT est une inhibition par les endorphines. D'où l'idée d'utiliser la naltrexone, antagoniste spécifique des opiacées endogènes pour rétablir les pulsations de la LHRH, donc de FSH et LH, donc de la fonction ovarienne.

150 femmes ont été traitées, ayant divers degrés de défaillance HT-ovarienne.

On a commencé par 25 à 50 mg/jour, per os. Selon la réponse, on a accru la dose toutes les 2 à 3 semaines, jusqu'à 175 mg au maximum : cela, jusqu'à 14 mois parfois.

En suivant ces femmes par dosages hormonaux et échographies ovariennes, on a pu constater le rétablissement de cycles normaux dans 70 % des cas. Les 30 % restantes ont ovulé avec la pompe à GnRH.

Certaines femmes insensibles au clomiphène y sont devenues sensibles.

Le taux de grossesses obtenu est comparable à celui du traitement par la pompe à LHRH.

Il y a eu peu d'effets indésirables, la plupart dans les 3 à 4 premiers jours.

Il n'a pas été possible de prédire quels sujets répondront, quels sujets ne répondront pas à notre traitement.

C'est là le sujet d'un travail ultérieur, qui devra essayer d'identifier le degré de tonus endorphinique de chaque cas. ●

* Div. of Gynecol. Endocrinology & Reprod. Medicine, Dept. Obst. Gynecol. Univ. of Erlangen, Allemagne.
** Städtische Frauenklinik Darmstadt, Allemagne.

CONTRACEPTION : QUELQUES NOUVEAUTÉS

D. SERFATY *

Quelques nouveaux contraceptifs déjà disponibles dans certains pays ou en cours d'études cliniques méritent d'être signalés : un nouveau stérilet, le GyneFix®, les implants contraceptifs aux progestatifs et une nouvelle cape cervicale, la FEMCAP®.

LE GYNÉFIX®

Le GynéFix® se compose de six manchons de cuivre ayant chacun 5 mm de long et un diamètre extérieur de 2,2 mm, enfilés sur un monofilament de polypropylène chirurgical 00. La superficie totale de cuivre exposée est de 330 cm². A l'extrêmité proximale se trouvent un nœud et une petite boucle, le nœud servant de dispositif de rétention pour la fixation permanente du DIU, la boucle servant à empêcher que ce stérilet ne glisse hors du piston pendant l'insertion (figure 1). Le GynéFix® est introduit et fixé dans la paroi du fond utérin à l'aide d'un inserteur très facile à manipuler.

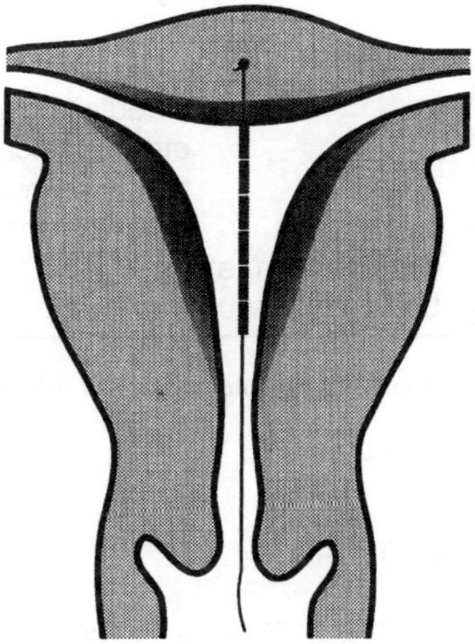

Figure 1.

Le GynéFix® a été étudié depuis 1985 et plus de 10 000 années-femme d'utilisation ont pu être collectées. Dans une étude multicentrique portant sur 5 ans et concernant 650 femmes (dont un tiers environ étaient des nulligestes) (tableau I), le taux de grossesses fut inférieur à 1 pour 100 utilisatrices par an et le taux cumulatif d'expulsion fut de 0,3 pour 100 femmes après 5 ans, témoignant d'une bonne rétention par l'utérus du GynéFix®.

Une étude comparative du GynéFix® versus le TCu380 serait en faveur d'un risque infectieux pelvien moindre avec le GynéFix®, et l'inventeur de ce stérilet (Dirk Wildemeersch, Belgique) pense que ce serait dû à l'absence de matrice en plastique et donc de risque d'ulcérations au niveau des orifices tubaires (?). Ces premiers résultats nécessitent bien entendu d'être confirmés. Du fait de l'absence de matrice en plastique, de sa grande flexibilité et de

* Centre de Régulation des Naissances de l'Hôpital Saint-Louis, 1, av. Claude-Vellefaux, 75475 Parix Cedex 10.

la facilité de son insertion et de son retrait, le GynéFix® semble représenter un progrès intéressant en contraception intra-utérine. En dehors des indications classiques des DIU, le GynéFix® pourrait être préférentiellement indiqué dans les béances cervico-isthmiques, dans certaines malformations utérines incompatibles avec les autres DIU, et dans certains cas d'intolérance (métrorragies, douleurs) des stérilets conventionnels.

TABLEAU I

GynéFix™ implant (n = 650). Number of women, woman-months of experience and gross *cumulative* event rates per 100 users at 60 *months*, total group.

Values in parentheses give upper and lower confidence limits at 95 % level. (cut-off date Dec. 1993).*

60 months (total group)		
Number of women	650	
Woman-months of use	12093	
Events		
Pregnancy	0.8	(0.0 - 3.0)
Expulsion	0.3	(0.0 - 1.8)
Removal for :		
bleeding / pain	3.6	(1.4 - 7.4)
other medical reasons	0.8	(0.0 - 2.8)
planned pregnancy	25.0	(18.9 - 31.1)
other personal reasons	4.3	(1.9 - 8.5)
Continuation rate	67.9	
Lost to follow-up	11.0	(7.5 - 14.5)

* Results of an international multicenter study.

BIBLIOGRAPHIE

[1] BATAR I. : One-year clinical experience with FlexiGard®. Contraception, 1992, 307-312.

[2] WILDEMEERSCH D., DEFOORT P., MARTENS G. : The FlexiGard® 330 ICC, an Ultrasound evaluation. Contraception, 1992, 471-476.

[3] WILDEMEERSCH D. : The CuFix Intrauterine Copper Contraceptive Implant ; A New Look at IUDs-Advancing Contraceptives choices ; IUD Conference, New York, March 1992. Ed. Butterworth-Heinemann.

[4] VAN KETS H., WILDEMEERSCH D., VAN DER PASS H., VRIJENS M., VAN TRAPPEN Y., AMY J.J., BATAR I., BARRI P., MARTINEZ F., IGLESIAS-CORTIT L., THIERY M. : IUD expulsions : solving the problem with implant technology. Contraception (in press).

[5] WILDEMEERSCH D., VAN KETS H., VAN DER PAS H., VRIJENS M., VAN TRAPPEN Y., AMY J.J., BATAR I., BARRI P., MARTINEZ F., IGLESIAS-CORTIT L., THIERY M. : IUD tolerance in nulligravid and parous women : optimal acceptance with the frameless CuFix implant system. Br. J. Fam. Plann. (in press).

LES IMPLANTS CONTRACEPTIFS AUX PROGESTATIFS

Parmi les nouveaux systèmes de distribution des stéroïdes en contraception, les capsules de silastic implantées dans le tissu sous-cutané de la face interne du bras, sous anesthésie locale, constituent une nouvelle approche intéressante de la contraception hormonale.

Il s'agit de systèmes biodégradables ou non biodégradables libérant des progestatifs, pouvant inhiber l'ovulation ou avoir des effets contraceptifs périphériques pendant une longue durée.

Parmi ces implants figurent :

1. LE NORPLANT®

Mis au point par le Population Council (New York) et disponible en Finlande et en Suède depuis 1985, le NORPLANT® est composé de 6 capsules en silastic de 36 mm de longueur et de 2,4 mm de diamètre, contenant chacune 36 mg de L-Norgestrel (LNG).

La diffusion de LNG par ce système est relativement constante. Pendant la première année : 50 à 80 µg/24 h (taux analogues à ceux des micropilules progestatives pures (MPP) mais avec le NORPLANT®, les taux circulants de LNG sont constants dans la journée et non liés à l'absorption digestive, d'où une efficacité du NORPLANT® nettement meilleure que celle des MPP). De la 2e à la 6e année, le taux de diffusion du LNG est de 30 à 35 µg/24 h. Peu de mois après son insertion, le taux plasmatique de LNG se stabilise autour de 0,4 ng/ml. Ce taux est de 0,2 ng/ml après 5 ans. Avec ces faibles taux de LNG, les gonadotrophines ne sont pas complètement inhibées, ce qui explique le développement possible de follicules ovariens et la possibilité de pics d'estradiol dont les taux circulants sont variables (100 à ≥ 200 pg/ml). La chute de ces pics d'E2 est souvent accompagnée par des saignements irréguliers.

NORPLANT® possède plusieurs mécanismes d'action : suppression de l'ovulation (> 50 % des cycles), épaississement du mucus cervical le rendant impénétrable par les spermatozoïdes, atrophie de l'endomètre et peut être insuffisance lutéale.

L'efficacité de NORPLANT® est excellente : taux de grossesses de 0,6 % femmes à la fin de la première année d'utilisation et un taux cumulatif de grossesses de 1,5 p. 100 après 5 ans d'utilisation.

Les saignements irréguliers surtout pendant les 6 premiers mois constituent l'effet secondaire indésirable principal de cette méthode. Ils sont responsables de l'arrêt de cette contraception chez 10 % des utilisatrices pendant la 1re année.

Le taux de grossesse extra-utérines est de 1,5 ‰ années-femmes (ce taux serait analogue à celui des stérilets).

Le taux de continuation de NORPLANT® (≃ 80 % après la 1re année) serait supérieur à celui de la pilule.

Aucune modification significative du métabolisme glucido-lipidique, de la coagulation ou des fonctions hépatiques n'a été rapportée chez les utilisatrices de NORPLANT®.

Après retrait du NORPLANT®, une fertilité normale est rapidement retrouvée (86 % des utilisatrices ont conçu dans l'année qui a suivi le retrait des capsules).

Arguments pour : longue durée d'action (5 à 7 ans), efficacité excellente, bon taux de continuation, respect de la fertilité (absence de risque infectieux pelvien).

Arguments contre : mauvais contrôle du cycle, en particulier saignements irréguliers, surtout pendant les 6 premiers mois : pose et surtout retrait des capsules parfois difficiles et nécessitant un apprentissage ; capsules sous-cutanées perceptibles, voire visibles.

Indications essentielles : alternative à la stérilisation ; contre-indications ou refus des DIU ; désir d'une contraception efficace, non astreignante et de longue durée ; contre-indications aux estrogènes ; femmes "non observantes" en contraception notamment orale.

NORPLANT® est déjà enregistré dans 26 pays, dont les Etats-Unis, (où il est diffusé par les Laboratoires WYETH) et de nombreux pays du tiers monde. 1,5 million de femmes l'utiliseraient déjà (APM, 20 avril 1993). Le NORPLANT® sera probablement très prochainement disponible en France.

En cours d'expérimentation : le NORPLANT II (2 capsules, durée d'efficacité ≃ 3 ans).

2. L'IMPLANON®

En cours d'étude (phase III) par les Laboratoires ORGANON, cet implant se compose d'une seule capsule d'environ 4 cm de longueur et 2 mm de diamètre, contenant 68 mg de 3-céto-désogestrel. L'IMPLANON® diffuse initialement 60 µg par jour de 3-céto-DSG, taux diminuant progressivement, atteignant 30 µg par jour pendant son utilisation (2 à 3 ans et peut-être plus).

Par rapport au NORPLANT®, l'IMPLANON® diffuse du 3-céto-désogestrel, métabolite actif du désogestrel, progestatif de synthèse de 3ᵉ génération, dont la bonne tolérance clinique et métabolique est bien connue en contraception orale. L'insertion de l'IMPLANON® est plus rapide (moins d'une quinzaine de secondes) et plus facile, grâce à son dispositif d'insertion à usage unique et, du fait de son faible diamètre, ne nécessitant pas d'incision (ce qui minimise le risque d'infection). Son retrait en fin de validité est également plus rapide (1 capsule au lieu de 6).

L'inhibition de l'ovulation est quasi constante dans tous les cycles chez les utilisatrices d'IMPLANON® ce qui est précieux en matière d'efficacité contraceptive et de risque de grossesse extra-utérine. Cette efficacité semble confirmée dans les études en cours, européennes (dont la France) et extra-européennes : Indice de Pearl = 0 après 15 643 cycles d'utilisation. Selon ces études préliminaires, le taux de continuation de l'IMPLANON® semble élevé, et la première cause de retrait prématuré de cet implant est la survenue de saignements irréguliers surtout fréquents au cours des premiers mois.

3. L'UNIPLANT®

Il s'agit d'un implant en cours d'investigation par les Laboratoires THERAMEX, composé d'une seule capsule de silastic, de 39 mm de longueur et de 2,4 mm de diamètre, contenant 38 mg d'acétate de nomégestrol, progestatif de synthèse dérivé de la 19 norprogestérone.

La durée d'efficacité de cet implant (qui nécessite comme le NORPLANT®, incision et trocart), est d'environ un an.

Dans une étude préliminaire concernant 100 femmes, totalisant 1 085 mois-femmes d'utilisation, l'indice de Pearl fut de 1,1 après 1 an d'utilisation et le taux de continuation à un an fut de 80 %. Les saignements irréguliers furent le motif le plus fréquent de retrait de l'UNIPLANT®, globalement bien toléré par ailleurs.

CONCLUSION

Les implants contraceptifs aux progestatifs semble avoir actuellement en France des indications rares mais précieuses à ne pas méconnaître. L'utilisation des progestatifs de 3ᵉ génération ou dérivés de la 19-norprogestérone et de dispositifs d'insertion rendant facile la mise en place des implants, constituent des progrès intéressants. Il reste à résoudre le problème des saignements irréguliers, principale limitation de la généralisation de cette méthode.

BIBLIOGRAPHIE

[1] SHOUPE D., MISHELL D.R. : Norplant® subdermal implant system for long-term contraception. Am. J. Obstet. Gynecol., 1989 ; 160 : 1286-92.

[2] SERFATY D. : Implants stéroïdiens sous-dermiques. Chapitre 70 : "La Contraception de Demain" Serfaty D., d'Arcangues C. in "La Contraception" Serfaty D. Ed. Doin, 1992, 665-686.

[3] COUTINHO E.M. : One year contraception with a single subdermal implant containing nomegestrol acetate (UNIPLANT). Contraception, 1993 ; 47 : 97-105.

[4] DAVIES G.C., NEWTON J.R. : Release characteristics, ovarian activity and menstrual bleeding pattern with a single contraceptive implant released 3-ketodesogestrel. Contraception, 1993, 47 ; 251-261.

[5] PRAPTOHARJO U., WIBOWO S. : The "U" technique : a new method for NORPLANT® implants removal. Contraception 1993: 48, 526-536.

LA CAPE CERVICALE FEMCAP®

FEMCAP® est une nouvelle cape cervicale en caoutchouc siliconé conçue pour, théoriquement, s'adapter parfaitement à l'anatomie du col utérin et à la partie adjacente des parois vaginales (figure 2).

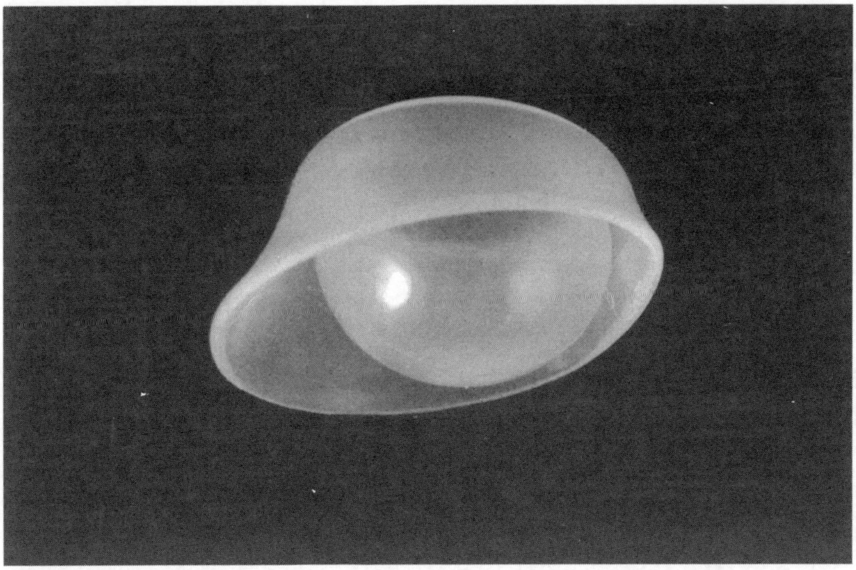

Figure 2.

FEMCAP® est constituée d'un dome destiné à recouvrir complètement le col de l'utérus, et dont la base s'adapte facilement aux culs-de-sacs vaginaux. Ce dôme se poursuit par un rebord évasé dont la face extérieure s'appuie hermétiquement contre les parois vaginales s'opposant aux contractions du vagin. Ce rebord est plus long en arrière, pour mieux s'adapter au cul-de-sac vaginal postérieur, qu'en avant : ce qui confère à cette cape un aspect de chapeau de marin lorsqu'on la voit de profil.

Cette cape s'utilise additionnée de spermicide et se place comme un diaphragme ou une cape cervicale classique. Elle peut rester en place pendant 48 heures, pendant lesquelles elle demeure efficace quel que soit le nombre de rapports sexuels, sans qu'il soit nécessaire d'ajouter de spermicide entre les rapports.

Cette cape ne doit pas rester en place plus de 48 heures et ne doit pas être utilisée pendant les règles pour éviter un "toxic shock syndrome" (TSS).

FEMCAP® doit rester en place pendant au moins 8 heures après le dernier rapport sexuel avant d'être retirée.

FEMCAP® est disponible en 3 tailles : A, pour les nulligestes ; B, en cas d'IVG ou de césarienne antérieure ; C, après accouchement par voie basse.

La grande souplesse de cette cape en silicone, son matériel hypo-allergénique et sa conception qui s'adapte bien à l'anatomie cervico-vaginale, expliquent sa bonne tolérance, attestée cliniquement et colposcopiquement, et son acceptabilité qui semble bonne.

Son efficacité contraceptive semble très satisfaisante. Dans une étude préliminaire FEMCAP® a été utilisée par 106 femmes totalisant 1 300 cycles d'utilisation. 5 grossesses furent constatées au cours de cette étude. Dans 3 de ces 5 cas, l'utilisation de la cape a été inconstante. Le taux d'échec de FEMCAP® est donc de 4,8 % années-femme, ce qui situe FEMCAP® parmi les méthodes "barrière" de contraception les plus efficaces.

Si les résultats préliminaires de FEMCAP® se confirment, cette cape semble avoir, par rapport aux diaphragmes classiques, les avantages suivants : meilleure efficacité ; meilleure acceptabilité du fait de la plus longue durée d'action ; théoriquement plus satisfaisante sexuellement car recouvrant moins les parois vaginales ; meilleure tolérance car moins encombrante et très souple ; prescription médicale non indispensable. Mais cette cape paraît plus difficile à mettre en place et surtout à retirer (du fait de la succion créée entre FEMCAP® et le col utérin) que le diaphragme. D'où la nécessité d'un apprentissage minutieux.

Par rapport aux capes cervicales classiques, FEMCAP® semble être plus facile à utiliser et plus efficace, car moins susceptible de se déplacer pendant les rapports sexuels.

Pour les adeptes de la contraception vaginale, FEMCAP®, qui sera probablement disponible en 1995, semble constituer un progrès intéressant. ●

BIBLIOGRAPHIE

[1] SHIHATA A.A., GOLLUB E. : Acceptability of a new intravaginal barrier contraceptive device (Femcap®). Contraception, 1992 ; 46 : 511-519.

[2] HATCHER R.A., WARNER D.L. : New condoms for men and women, diaphragms, cervical caps and spermicides : overcoming barriers to barriers and spermicides. Current Opinion in Obstetrics and Gynecology, 1992, 4: 513-521.

[3] CONTRACEPTIVE TECHNOLOGY UPDATE (CTU) : Silicone rubber Femcap® proves desirable to women. CTU, May 1993, 78-80.

LA TRANSMISSION GÉNÉTIQUE DU CANCER DU SEIN

A. GORINS

Le fait est anciennement connu. En 1866, le chirurgien français Broca publiait une analyse généalogique des cancers de sa propre famille dans laquelle il trouvait une forte proportion de cancers de la glande mammaire [1].

De multiples auteurs : Waaler, Wainwright, Jacobsen, Bush, Smithers, Haagensen, Anderson, Lynch et Krush, Moscetti et Crespi s'accordent à reconnaître la plus grande fréquence de cancer du sein chez les parents de malades porteuses elles-mêmes d'un cancer du sein.

On peut observer des familles à cancer du sein : grand-mère, mère et filles, sœurs développant un cancer du sein les unes après les autres, parfois à des âges voisins. C'est ainsi que le risque pour une femme qui a eu une mère ou une sœur ayant fait un cancer du sein, est multiplié par un facteur estimé à 2 ou 3. Mais on peut aussi parler, parmi les observations, de cas "sporadiques", de coïncidences.

Il est admis de façon arbitraire que, pour parler de transmission génétique, il faut au moins, pour la patiente qui a fait un cancer du sein, **deux** antécédents de ce même cancer dans l'ascendance directe : mère, sœur ou fille.

Le cancer du sein "familial" est connu pour ses caractères suivants : il se situe plus tôt dans son apparition que les autres formes dites "sporadiques" souvent entre 40 et 50 ans, parfois même avant, entre 30 et 40 ans ("pre-menopausal women" des auteurs anglo-saxons), et il est volontiers bilatéral, simultanément ou successivement.

Les généticiens se sont donc penchés sur la question pour rechercher une anomalie chromosomique susceptible d'assurer cette transmission. Quand un cancer est en phase avancée, on rencontre de nombreuses altérations chromosomiques qui seraient plus la conséquence de mutations successives (cassure, délétion...) que la cause première.

L'idée est donc de rechercher une anomalie chromosomique chez les femmes dites à haut risque par cancer familial et qui sont apparemment bien portantes, non porteuses d'un cancer du sein déclaré même à son début.

Inversement, quand on est en présence d'une famille à cancers du sein, il faut réaliser un arbre généalogique de toute la famille, avec un souci de précision et de vérité - et rechercher une anomalie commune... et comparer évidemment à d'autres familles (anomalies identiques ou différentes).

Mais il apparaît aussi qu'un autre cancer génital, le cancer de l'ovaire, peut se transmettre de façon génétique, quoique de façon beaucoup plus rare que le carcinome mammaire. Il existe des familles présentant à la fois cancer du sein et cancer de l'ovaire. D'où une recherche focalisée en ce domaine.

La première localisation convaincante d'un gène du cancer du sein par lien génétique semble due au travail de Hall en 1990 [2]. Il obtint un score de LOD de 2,35 avec un

D 17S74 localisé au niveau du **bras long du chromosome 17 17q21.** Il y avait évidence d'hétérogénéité avec un taux de 40 % de familles avec cette liaison.

Par la suite d'autres travaux génétiques d'une grande ampleur ont été réalisés de par le monde. Une analyse exhaustive a été effectuée par Easton [3] en 1993, 214 familles avec cancer du sein familial, dont 57 avec cancer de l'ovaire associé, ont été recensées.

Le gène prédisposant dénommé BRCAI se situe entre D 17S588 et D 17S250, avec un intervalle génétique estimé à 8,3 cm chez les hommes et 18 cm chez les femmes. Il y avait évidence significative d'hétérogénéité parmi les familles sans cancer de l'ovaire avec une liaison estimée à 45 %.

Il est suggéré qu'un ou des gènes situé(s) sur le chromosome 17q rend(ent) compte de la majorité des familles chez lesquelles surviennent à la fois des cancers du sein et des cancers de l'ovaire d'apparition précoce.

Bien entendu, il existe un risque cumulatif avec le temps, 59 % à l'âge de 50 ans et 82 % à l'âge de 70.

D'autres recherches [4] ont tenu à donner plus de précision à l'aire intéressée. Ainsi la localisation de RARA, TOP2, EDHII-17BI et 2, et certainement WNT3, entre THRAI et D 17S181, 2 marqueurs connus pour "flanquer" BRCAI, suggère que n'importe quel d'entre eux est un candidat potentiel au locus BRCAI. Le marqueur D 17S579 (Mdf 188) qu'on estime très près de BRCAI est le plus proche de EDHI-17B.

Ceci apparaît technique et très compliqué. Il faut en réalité retenir que :

- la liaison semble plus forte et spécifique pour l'association familiale cancer du sein + cancer de l'ovaire, que pour cancer du sein familial seul ;
- BRCAI représente une "aire" non encore définitivement établie ;
- il ne s'agit pas d'une liaison absolue.

Il faut dire aussi un mot du gène p53 situé sur le bras court du chromosome 17 et dont la mutation est responsable du très rare syndrome de LI-FRAUMENI donnant lieu à des tumeurs malignes du cerveau et des surrénales chez l'enfant, et à des cancers du sein chez les femmes jeunes.

L'intérêt considérable de ces travaux est qu'ils devraient pouvoir déboucher sur des consultations de génétique oncologique, de plus en plus précises, comprenant un arbre généalogique très approfondi, des recherches de marqueurs chromosomiques par prélèvement sanguin - et possiblement sur une politique de prévention, ou au minimum de surveillance intensive, des cas familiaux avec recherche positive.

Enfin, des registres nationaux et internationaux des cas enregistrés sont impératifs. ●

BIBLIOGRAPHIE

[1] HAAGENSEN C.D. : Diseases of the Breast. Philadelphia and London, 1957 Saunders Edit.

[2] HALL J.M., LEE M.K., MORROW J. et al. : Linkage analysis of early onset familial breast cancer to chromosome 17 q 21, Science, 1990, 250, 1684-9.

[3] EASTON D.F., BISHOP D.T., FORD D. et al. : Genetic linkage analysis in familial breast and ovarian cancer : Results from 214 Families. Am. J. Hum. Genet., 1993, 52, 678-701.

[4] BLACK D.M., NICOLAI H., BORROW H., SOLOMON E. : A somatic cell hybrid Map of the long arm of human chromosome 17, containing the familial breast cancer locus (BRCAI). Am. J. Hum. Genet., 1993, 52, 701-10.

RU 486 : PERSPECTIVES D'UTILISATION DANS L'ENDOMÉTRIOSE

A. ULMANN*

Donné quotidiennement pendant le cycle menstruel, le RU 486, une molécule à activité antiprogestérone, inhibe l'ovulation et induit des modifications de l'endomètre. Chez des guenons ovariectomisées, il a été montré que le RU 486 s'opposait aux effets mitogènes des estrogènes dans l'endomètre. Ces données ont conduit à évaluer le potentiel thérapeutique du RU 486 dans l'endométriose pelvienne.

Au cours d'une étude pilote, 6 femmes atteintes d'une endométriose symptomatique ont reçu quotidiennement 100 mg de RU 486 pendant 3 mois d'affilée. Toutes sont devenues aménorrhéiques. Les douleurs pelviennes se sont atténuées chez toutes, cependant sans modification significative de l'aspect des lésions à la coelioscopie. Les niveaux de glycuronide d'estrone urinaire et d'estradiol plasmatique se sont maintenus à des valeurs correspondant au milieu de la phase folliculaire pendant la durée de l'étude. A l'arrêt du RU 486, des cycles menstruels réguliers sont réapparus en 3 à 6 semaines.

Dans une seconde étude, 12 patientes ont reçu quotidiennement 50 mg de RU 486 pendant 6 mois d'affilée. Ici encore, une amélioration symptomatique a été rapportée chez toutes les patientes. Il n'a pas été noté de modification de la densité minérale de l'os. Des bouffées de chaleur, notées au cours des 4 à 8 premières semaines ont spontanément disparu au bout de 12 semaines de traitement.

Ces premières études suggèrent que le RU 486 pourrait constituer une nouvelle modalité thérapeutique de l'endométriose. Néanmoins, elles nécessitent une confirmation à plus grande échelle : il faut en effet montrer que ce traitement entraîne véritablement une diminution significative et durable de l'importance des lésions, et qu'il est sans danger, notamment pour l'endomètre. Il faudra également l'évaluer par rapport aux modalités thérapeutiques existantes. ●

* Roussel-Uclaf, Romainville, France.

BASES ANATOMIQUES DE L'EXPLORATION DU PELVIS FÉMININ

G. GODLEWSKI*/**, C. GAGNARD-LANDRA*, A. MAUBON***, J.-P. ROUANET*** et J.-M. TEISSIER*

La connaissance des structures musculo aponévrotiques nécessaires à la statique pelvienne ainsi que la détection des lésions des organes génitaux de la femme, a grandement bénéficié ces dernières années des données de l'exploration par résonance magnétique (IRM). L'analyse des images obtenues nécessite une connaissance précise des structures anatomiques de base. Une corrélation entre les données des dissections des coupes sériées anatomiques et d'imagerie est présentée dans ce travail.

1. MATÉRIEL ET MÉTHODES

49 spécimens féminins ont été examinés (3 bassins d'adulte et 12 bassins de fœtus de 7 à 9 mois).

Les dissections pelviennes ont été effectuées sur des blocs congelés. Un bassin d'adulte a été traité par section frontale (coupes de 1 cm d'épaisseur). Les sections étaient perpendiculaires au plan détroit supérieur. Une reconstruction spatiale a été obtenue à partir de représentations graphiques effectuées sur plaque de plexiglas et assemblées entre elles créant ainsi un volume dans les trois dimensions de l'espace. Les fœtus (n = 3) ont été soumis à des coupes sériées dans le plan frontal et horizontal.

L'étude en résonance magnétique nucléaire a été effectuée sur 30 patients. Les examens IRM ont été réalisés sur un appareil FONAR à champ permanent de 0,3 Tesla. Les acquisitions ont comporté des séquences coronales et sagittales en T_1 pondéré, et des séquences axiales en T_2 pondéré. L'épaisseur des coupes était de 4 à 7 mm selon les types de séquences. Les séquences coronales ont été utilisées pour l'analyse des structures de la statique pelvienne (T_1 pondéré). Les séquences sagittales (T_2 pondéré) ont servi à l'analyse des structures viscérales.

2. RÉSULTATS

1. Données d'imagerie actuelle

Trois types d'explorations sont actuellement possibles : 1 - les techniques d'opacification des organes, 2 - la TDM, 3 - l'IRM.

---

* Laboratoire d'Anatomie Expérimentale, Faculté de Médecine Montpellier-Nîmes, avenue Kennedy, 30900 Nîmes.

** Département de Chirurgie Digestive, Hôpital Carémeau, avenue du Professeur Robert-Debré, 30900 Nîmes.

*** Service d'Imagerie Médicale, CMC Beausoleil, 34000 Montpellier.

Les techniques d'opacification, telles la cystographie rétrograde ou sus pubienne, l'hystérosalpingographie et la défécographie, permettent une exploration morphologique et dynamique des organes. Elles sont la base de la réparation chirurgicale de leur mal position [7]. La TDM donne une bonne analyse du cadre osseux par reconstruction tridimensionnelle, visualise les espaces graisseux et les muscles du bassin dans le plan axial transverse. Ce dernier examen n'a cependant que peu d'intérêt pour l'anatomie précise des viscères.

L'IRM est en revanche d'un grand intérêt par ses possibilités d'acquisition d'un volume qui sera ensuite analysé plan par plan dans les trois dimensions de l'espace ce qui constituera une reconstruction secondaire. L'examen en résonance magnétique peut être orienté vers une étude morphologique ou la pondération T_1 des images, ou vers une étude pathologique par la pondération T_2 de l'image. De nouvelles acquisitions ultra-rapides permettront une étude dynamique en temps réel [3, 5, 6].

2. Bases anatomiques de la contention statique et de l'étude dynamique des organes pelviens chez la femme

2.1. Les viscères pelviens

Les viscères pelviens sont au nombre de 3 d'avant en arrière : la vessie, l'utérus surplombant le vagin, le rectum. Quatre conditions sont nécessaires pour un fonctionnement normal de chacun d'entre eux [9, 11, 12].

2.1.1. Une forme adaptée à la fonction ; pour le rectum avec angulation du cap entre le rectum pelvien et périnéal, pour l'utérus une antéversion avec obliquité en haut et en arrière du vagin et pour la vessie une position rétropubienne correcte, une obliquité de l'urètre suffisante et un amarrage ombilical adéquat (figure 1).

2.1.2. Une paroi des viscères qui doit être tonique et contenir des récepteurs neurologiques normaux.

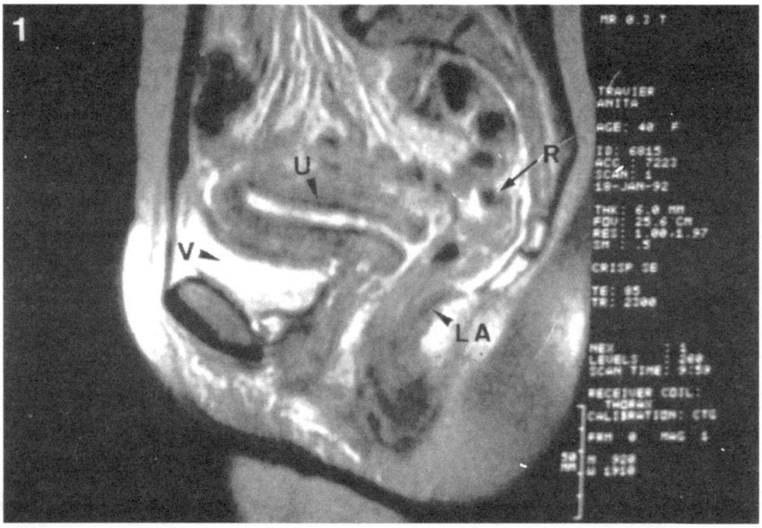

Fig. 1. - Coupe IRM T_2 sagittale médiane montrant la disposition des viscères pélviens : V : vessie, U : utérus, R : rectum. Noter la présence du ligament anococcygien (LA).

2.1.3. Un sphincter actif bien innervé dont la qualité musculaire est satisfaisante pour permettre un contrôle efficace de sa fonction.

Deux viscères répondent parfaitement à ces critères : la vessie et le rectum. Le troisième est un organe intermédiaire présentant un canal le vagin, surplombé par l'utérus dont la position même favorise le prolapsus si ses moyens de soutien et d'attaches ne sont plus suffisants. Cet organe central n'a pas de sphincter propre en dehors de l'appareil constricteur de la vulve et son calibrage est assuré par les muscles du diaphragme urogénital.

2.1.4. Une position topographique répondant à des critères précis appréciés en fonction des repères osseux puisque le col de la vessie répond au bord inférieur du pubis et la ligne pectinée du rectum périnéal à la ligne unissant les deux tubérosités ischiatiques.

2.2 Moyens de sustentation

Ces moyens sont de trois types :

1. Le périnée profond ou diaphragme pelvien ;
2. Le périnée moyen et superficiel ou diaphragme urogénital ;
3. Les cloisons de délimitation des espaces viscéraux pelviens.

2.2.1 Périnée profond

Celui-ci comprend le muscle élévateur de l'anus ou releveur de l'anus et le fascia pelvien pariétal appelé classiquement l'aponévrose latérale du pelvis (figure 2).

Le muscle élévateur est composé de deux parties : une partie latérale en aile de papillon appelé portion sphinctérienne répartie en quatre faisceaux étalés du pubis jusqu'à l'épine sciatique et une partie paramédiane à disposition antéropostérieure (pubo et recto-anale) dont la fonction est essentiellement élévatrice. Le rôle de la partie latérale est fondamental dans le maintien de la statique pelvienne. La suture de ses faisceaux les plus internes entre eux en arrière du vagin constitue le temps essentiel de la myorraphie des releveurs. Le rôle de la portion paramédiane sera évoqué plus loin.

Le fascia pelvien pariétal est l'aponévrose de recouvrement du diaphragme pelvien. Elle est fixée sur l'épine sciatique, renforcée par les quatre branches de l'étoile de Roggie. Elle représente une lame fibreuse de cohésion des différents faisceaux du muscle élévateur de

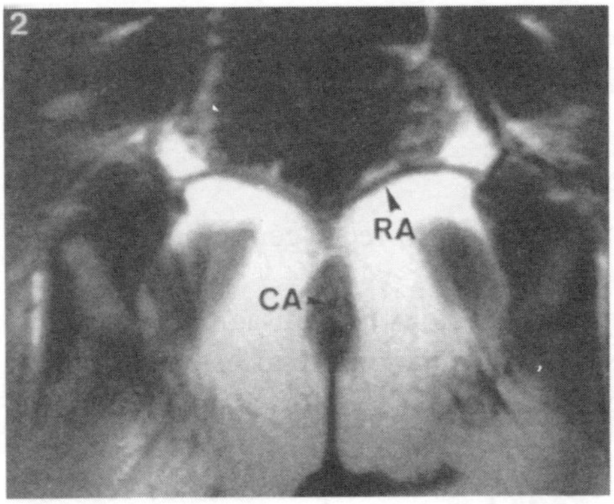

Fig. 2. - Coupe frontale en T_1 montrant les releveurs de l'anus, partie sphinctérienne (RA) et le canal anal entouré de son sphincter (CA).

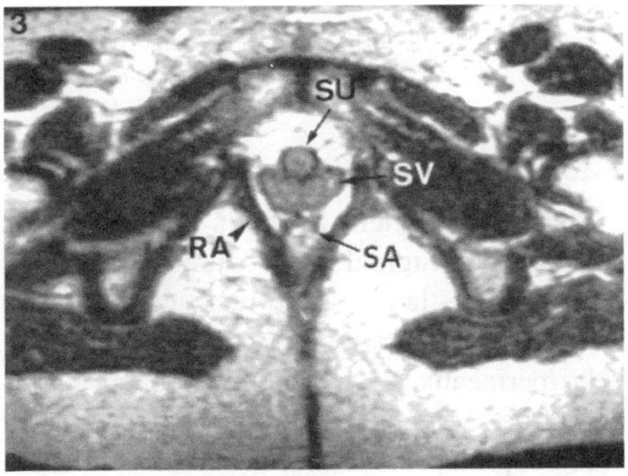

Fig. 3. - Coupe axiale transverse montrant les 3 sphincters striés de l'urètre (SU), de la vulve (SV) et de l'anus (SA). RA : releveur de l'anus.

l'anus. Elle possède plusieurs orifices vasculaires et entoure la fente urogénitale mais néanmoins évite les zones de fragilité entre les différents faisceaux d'autant plus évidentes que la femme est âgée.

2.2.2. Périnée moyen et superficiel

Le diaphragme urogénital est composé d'un squelette fibreux, l'aponévrose moyenne du périnée et de deux plans musculaires insérés sur les deux faces de cette aponévrose : le plan périnéal moyen et superficiel.

L'aponévrose ou fascia moyen du périnée, fragilisée par deux orifices, urétral et vaginal, présente trois renforcements fibreux : le centre tendineux du périnée en arrière, le ligament transverse du périnée en avant du vagin, l'arcuatum en dessous de la symphyse pubienne.

Le plan musculaire profond dit moyen est celui des sphincters pelviens : sphincter strié de l'urètre, constricteur de la vulve et sphincter strié faisceau profond de l'anus auquel se joint le muscle transverse profond du périnée (figure 3).

Le plan musculaire superficiel est celui du triangle périnéal superficiel comprenant le bulbo-spongieux, l'ischiocaverneux et le muscle transverse superficiel du périnée. Ces muscles entourent les corps érectiles de la femme.

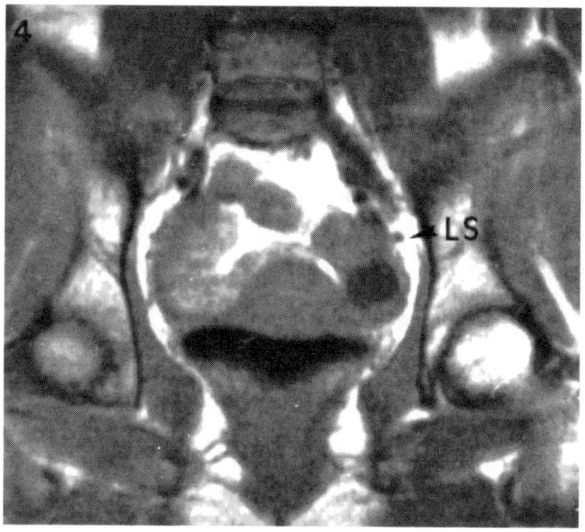

Fig. 4. - Coupe coronale en T_1 montrant les lames sacro-recto-génito-pubiennes (LS) et les 3 viscères pelviens.

2.2.3. Cloisons de délimitation des espaces pelviens

Elles comprennent le fascia pelvien viscéral ou lames sacro-recto-génito-pubiennes, le septum recto-vaginal et le septum vésico-vaginal (figure 4).

2.2.3.1. Les lames sacro-recto-génito-pubiennes sont les cloisons parasagittales qui limitent latéralement la loge viscérale pelvienne. Elles sont soutenues et occupées par les plexus pelvi-périnéaux. Le relâchement de leur partie utéro-sacrée ainsi que l'excessive profondeur du cul de sac génito-rectal de Douglas justifie leur adossement chirurgical dans la cure de certains prolapsus. Il faut néanmoins éviter les prises trop larges responsables de certaines algies pelviennes par atteinte des fibres afférentes du plexus.

2.2.3.2. Le septum utéro-vaginal dit fascia d'Halban, effondré dans le prolapsus avec cystocèle, est disséqué et suturé en paletot lors de la périnéorraphie antérieure.

2.2.3.3. Le septum recto-vaginal dit fascia de Denonvilliers est généralement amoindri dans les rectocèles et élytrocèles. Son envahissement par un cul de sac de Douglas trop large justifie les Douglassectomies.

2.3. Systèmes de suspension et de stabilisation des organes pelviens

Ces moyens sont ligamentaires et musculaires et permettent la position et le fonctionnement harmonieux des organes pelviens. Quatre structures interviennent : les ligaments pubo-vésicaux, le raphé ou ligament anococcygien, le muscle élévateur de l'anus dans sa portion paramédiane et le système promontorien.

2.3.1. ***Les ligaments pubo-vésicaux*** constituent une amarre antérieure fondamentale dans la statique pelvienne. Son relâchement favorise la cystocèle et l'incontinence urinaire.

2.3.2. ***Le ligament ano-coccygien de Cruveilhier*** constitue l'amarre postérieure du système stabilisateur (figure 1). La transition entre les deux ligaments se fait à la partie inférieure du fascia recto-vaginal sur une structure musculaire amarrant le cap du rectum à la paroi postérieure du vagin : c'est le muscle recto-vaginal.

2.3.3. ***L'élévateur de l'anus*** forme un double système de cravatage. Pour les classiques les fibres paramédianes et supérieures de l'élévateur convergent en bas vers le canal anal et se réfléchissent autour du sphincter strié de l'anus pour aller jusqu'à la marge anale pour former le muscle corrugateur de l'anus. Pour Shaffik, le double cravatage est responsable par son faisceau antérieur pubo-anal de l'inflexion du cap du rectum en avant et par son faisceau ano-coccygien de l'inclinaison en arrière et en bas du rectum périnéal [10].

2.3.4. ***Le système promontorien*** est la lame vasculo-nerveuse, contenant l'artère rectale supérieure et le nerf pré-sacré, responsable en partie de la suspension pré-sacrée de la partie haute du rectum pelvien (figure 1).

2.3.5. ***La déficience*** de ces systèmes justifie les interventions de substitution et de remplacement [1].

Pour le système urinaire il s'agit des interventions de Burch, de Marshal Marchetti, de Goebell-Stockel ou de Bologna (autocolpopexie) favorisant la suspension de la paroi vaginale antérieure et donc du col vésical à l'aponévrose latérale du pelvis, au ligament de Cooper ou à la paroi abdominale antérieure.

Pour le système rectal il s'agit des promontofixations ligamentaires, soit directes amarrant la face postérieure de l'isthme utérin, soit indirectes amarrant les bords latéraux du rectum ou la face antérieure du vagin par l'intermédiaire d'une plaque de Rhodergon ou de Mersilène à la face antérieure du promontoire. Ce sont les interventions de Orr Loygue pour les prolapsus rectaux et les interventions de Broca pour les prolapsus génitaux.

2.4. Les moyens d'orientation

Ce sont seulement les ligaments ronds dont le rôle est modeste dans la statique pelvienne. Ils prennent la place de moyens de suspension dans l'hystérectomie totale lorsqu'ils sont amarrés tout comme les ligaments utéro-sacrés au dôme vaginal.

2.5. Les amarres vasculaires et nerveuses des organes pelviens

Les pédicules artériels des organes pelviens issus de l'artère hypogastrique constituent des systèmes d'amarres indiscutables : leur section favorise la montée des organes lors de leur exérèse. Chacun des pédicules – rectale moyenne, utérine ou ombilicale – réalise une courbe à concavité supérieure à proximité du viscère auquel il est destiné. Cette courbe est généralement marquée par un soulèvement de la gaine de l'hypogastrique appelé faux [9, 12]. Ces éléments vasculaires sont aisément repérables sur les séquences IRM coronales.

Les pédicules nerveux sont de plusieurs types. Les fibres du système somatique empruntent toujours les racines S2 S3 ou S4 par des nerfs de faible calibre destinés au muscle strié du diaphragme ou du plancher pelvien ainsi qu'au sphincter strié [4, 8]. A l'inverse les fibres du système autonome sont, comme il a été dit plus haut, des nerfs contenus dans les systèmes de sustentation ou de suspension empruntant les parois latérales de la loge viscérale pelvienne :

- les fibres sympathiques viennent toujours de l'étagc lombaire et forment le nerf pré-sacré, système de suspension par sa position dans le système promontorien ;
- les fibres parasympathiques sont toujours de topographie sacrée, naissent des branches antérieures des nerfs sacrés par les nerfs érecteurs d'Eckart et entrent directement dans la formation du plexus pelvi-périnéal ou hypogastrique inférieur [2], système de sustentation par leur position dans les lames sacro-recto-génito-pubiennes limites latérales de la loge viscérale.

3. Analyse des lésions organiques viscérales

L'IRM essentiellement en T_2 pondéré permet une analyse minutieuse des lésions organiques des organes pelviens quel que soit leur volume : lésion de l'endomètre (cancer ou endométrite), fibromyome utérin (intramural ou à développement pelvien important), anomalies de la jonction sous endométriale, malposition utérine ou enfin tumeur de l'ovaire liquide ou solide. En fait, le triomphe de l'analyse IRM est la découverte d'un hyper signal pelvien (figures 5 et 6) évoquant une endométriose pelvienne intraovarienne, intravésicale ou même rectale dont le diagnostic n'était jamais fait avant l'intervention par les moyens d'imagerie autre, même pas par l'échographie endovaginale.

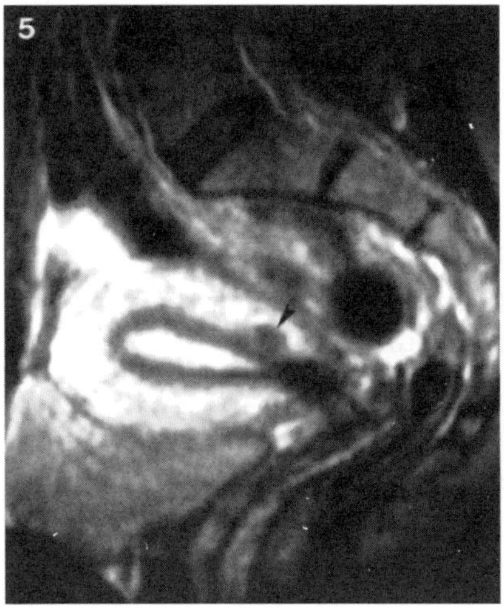

Fig. 5. - Coupe sagittale médiane en T_2. Image de fibrome intramural non compliqué (Flèche).

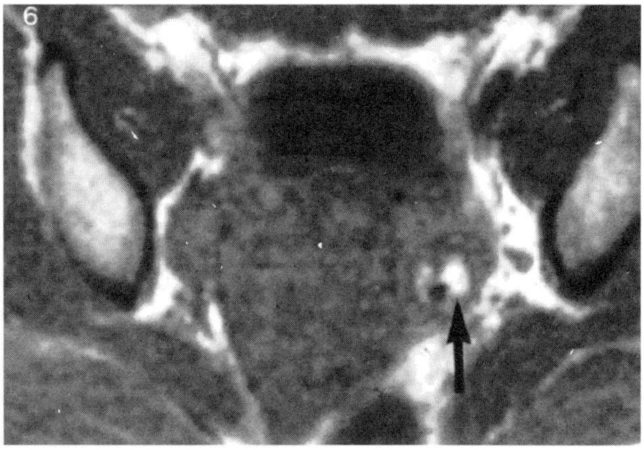

Fig. 6. - Coupe axiale transverse en T_1. Hypersignal endo-ovarien d'endométriose (Flèche).

4. Représentation anatomique tridimensionnelle du bassin

La représentation anatomique, nécessaire à la corrélation, a été faite à partir de coupes frontales sériées, effectuées dans un axe perpendiculaire au plan du détroit supérieur. Ce plan a été choisi de manière à observer le muscle élévateur de l'anus dans son ensemble et la position des viscères pelviens. La reconstruction a été réalisée comme dans la technique de Born, sur des plaques de plexiglas sur lesquelles sont effectuées des reproductions grandeur nature des coupes elles-mêmes.

Cette reconstruction permet une représentation tridimensionnelle des organes du bassin féminin ainsi que celle du diaphragme pelvien et urogénital (figure 7).

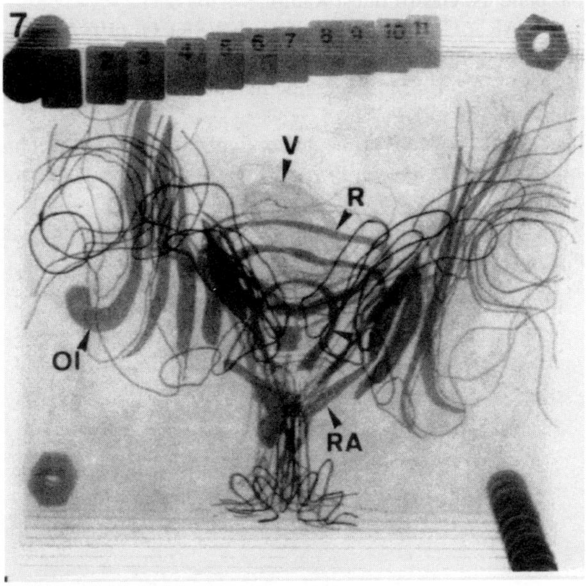

Fig. 7. - Reconstruction spatiale anatomique des structures musculaires et viscérales du bassin féminin. RA : releveur de l'anus, OI : obturateur interne, V : vessie, U : utérus, R : rectum.

3. CONCLUSION

Le but principal de l'étude présentée ici est d'obtenir des critères anatomiques précis d'analyse des structures musculaires et des organes pelviens de la femme. La compréhension des images IRM est facilitée par une connaissance anatomique exacte. La valeur contributive de l'IRM en matière de statique pelvienne et de diagnostic de lésions organiques viscérales est indiscutable. Le développement de l'IRM ultrafast permettra une étude dynamique précise des structures du bassin. ●

RÉFÉRENCES

[1] BARRAT J., PIGNÉ A., MARPEAU L. (1990) : Le prolapsus génital et son traitement. Préface de E. Hervet. 2e édition, Masson, Paris.

[2] BOSSY J., BASTIDE G., GODLEWSKI G. (1990) : Neuro-anatomie. Anatomie clinique, éditeur Chevrel J.-P., Springer-verlag, Paris.

[3] EDELMAN R. (1988) : Practical clinical applications of fast scans imaging. In : MRI Decisions, 2 (2) : 28-33.

[4] GAGNARD C., GODLEWSKI G., COUSINEAU J. (1986) : The nerve branches to the external anal sphincter. A macroscopic study and microscopic structure. Surg Radiol Anatomy, 8 : 115-119.

[5] HAASE A., FRAHM J., MATTMAEI D., MANICKE W., MERBOLDT K.D. (1986) : Flash imaging : rapid NMR Imaging using low flip angle pulses. In : Journal of Magnetic Resonance, 67 : 258-266.

[6] KELLY W.M., CLARK J.A. (1988) : MRI fast scan in neurodiagnosis : practical clinical applications, Part I. MRI Decisions, 2 (4) : 10-17.

[7] MAHIEU P., PRINGOT J., BODART P. (1984) : Defecography : description of a new procedure and results in normal patients. Gastro Intest Radiol, 9 : 247-251.

[8] MAKLOUF Y., GAGNARD C., PRAT D., GODLEWSKI G. (1987) : Étude macroscopique et structure du nerf du muscle releveur de l'anus. Bull Ass Anat, 71 : 11-13.

[9] ROUVIERE H., DELMAS A. (1985) : Anatomie humaine descriptive, topographique et fonctionnelle. Tome II, 12e édition, Masson, Paris.

[10] SHAFIK A. (1975) : A new concept of the anatomy of the sphincter mechanism and the physiology of defecation : anatomy of the levator ani muscle with special reference to pubo rectalis. Invest Urol, 13 : 175.

[11] SOBOTTA J. (1977) : Atlas d'Anatomie humaine. tome II. Édition Française. Urban et Schwarzenberg Munchen, Vien, Baltimore, Maloine, Paris.

[12] WARWICK R., WILLIAMS P.L. (1973) : Gray's anatomy. 35th edition Longman, Edinburg.

L'ÉCHOGRAPHIE LIQUIDIENNE UTÉROTUBAIRE

A. ALMEIDA SANTOS* et A. T. ALMEIDA SANTOS**

Des études morphologiques comparatives ont été pratiquées, de façon systématique, depuis 1981 et l'on a essayé d'établir une corrélation entre les images hystérographiques et celles obtenues avec l'utilisation des ultra-sons qui à l'époque commençaient à s'imposer comme un outil très intéressant en imagerie gynécologique.

L'interprétation des images radiologiques et échographiques n'était pas toujours concordante. Dans un certain nombre de cas difficiles à interpréter ou lorsqu'il y avait une indication clinique l'on a pratiqué une coelioscopie, voire même une laparotomie, et cette circonstance nous a permis d'établir un diagnostic rigoureux de la situation pathologique.

L'étude de la corrélation entre l'hystérosalpingographie (HSG) et l'échographie a été pratiquée chez 158 patientes, mais les méthodes d'observation directe de la cavité pelvienne ont été considérées comme nécessaires seulement dans le contexte clinique de 67 malades.

Une concordance de l'interprétation des images radiologiques et échographiques a été vérifiée chez 14 des patientes soumises à une des techniques d'exploration visuelle de la cavité pelvienne. Cependant, dans 33 cas l'on a constaté une divergence entre les données fournies par les deux techniques. L'analyse détaillée de ce groupe nous amène à constater que l'interprétation des images hystérographiques avait conduit à un vrai diagnostic dans 15 cas et que l'échographie l'avait précisé chez 11 patientes. Il faut signaler, cependant, qu'il y avait 7 patientes chez lesquelles ni l'un ni l'autre des examens n'avait été fidèle à la réalité observée au cours de l'exploration directe des organes génitaux internes.

Dans un groupe de 20 malades la lecture simultanée des deux examens nous a orientés vers un diagnostic clinique plus exact dans la mesure où les images obtenues procuraient des renseignements complémentaires qui nous ont permis une interprétation diagnostique plus correcte.

Au cours de cette étude de corrélation HSG / Echographie l'on a pensé qu'il pourrait être utile de procurer une nuance échographique capable de mettre en évidence, simultanément, certaines caractéristiques morphologiques rapportées par ces deux examens. On a alors essayé de faire des échographies pelviennes après le remplissage des cavités utérine et tubaires avec un liquide visqueux de haut poids moléculaire, en utilisant la même technique d'injection depuis longtemps pratiquée pour l'HSG.

Les premiers résultats de cette technique qu'on a appelé Hystérosalpingosonographie ont été d'ailleurs présentés à Caen, en 1983, pendant les XXXIe Assises de la Société Française de Gynécologie. Depuis, plusieurs auteurs ont publié leurs propres résultats avec la même technique que nous avions décrite [1, 7, 8, 9, 10, 11, 12, 13].

---

* Professeur de Gynécologie à la Faculté de Médecine de Coimbra.
** Interne de Gynécologie / Obstétrique à l'Hôpital de l'Université de Coimbra - Portugal.

L'introduction d'un liquide plus ou moins visqueux dans la cavité utérine par voie cervicale permet de procurer des diagnostics différentiels entre polypes muqueux et fibromes sous-muqueux qui sont beaucoup plus précis que ceux soupçonnés par l'hystérographie ou l'échographie ordinaire [2].

Nous avions décrit aussi des images diverticulaires s'enfonçant dans le myomètre et qui se présentent remplies par le liquide introduit dans la cavité utérine. Ces aspects particuliers sont tout à fait semblables à ceux qui caractérisent les situations d'adénomyose, classiquement diagnostiquées grâce à ces images hystérographiques de diverticules glandulaires contrastés par les produits iodés [4].

Le remplissage tubaire progressif du liquide instillé permet une visualisation dynamique des trompes et l'apparition de liquide dans le cul de sac de Douglas assure la perméabilité tubaire ; le passage d'une petite quantité de liquide dans la cavité pelvienne rend d'ailleurs beaucoup plus fiable l'interprétation de certaines images annexielles. Par exemple, l'existence d'adhérences pelviennes peut être soupçonnée grâce à la collection du liquide dans la proximité d'une des régions annexielles [3].

En ce qui concerne l'évaluation échographique des ovaires de structure homogène surtout chez les femmes post-ménopausiques, presque impossible avec l'échographie ordinaire, on a pu vérifier, après avoir étudié le modèle fourni par les femmes âgées qui ont une ascite non néoplasique, que l'introduction artificielle de sérum dans la cavité pelvienne permet de créer une interface qui rend facile, dans certains cas, une caractérisation morphologique ovarienne qui peut faire conseiller d'autres examens complémentaires plus agressifs [6]. ●

RÉFÉRENCES

[1] ALLAHBADIA G.N. : Fallopian tubes and ultrasonography : the Sion experience. *Fertil. Steril.* 1992 ; 58, 5, 901-907.

[2] ALMEIDA SANTOS A., GAIVAO F.M. : L'Hystérosalpingosonographie - une nouvelle méthode d'exploration de l'utérus et des trompes. *Actualités Gynécologiques,* quinzième série. Masson 1984.

[3] ALMEIDA SANTOS, A. GAIVAO F.M. : L'hystérosalpingosonographie - une nouvelle méthode d'exploration des cavités utérines et tubaires avec du liquide. *Gynécologie,* 1985, 36, 85-88. Masson 1985.

[4] ALMEIDA SANTOS A. : Adenomyosis - HSG and ultrasonic scans. *Contr. Gynec. Obstet.,* 16, 176-182. Karger, Basel 1987.

[5] ALMEIDA SANTOS A. : in Adénomyose. Encyclopédie Médico-Chirurgicale (Paris) 150 A_{20} 3-1989.

[6] ALMEIDA SANTOS T., ALMEIDA e SOUSA L., LOBO A.C. : Echographie gynécologique avec contraste liquide. in Abstracts Premières Journées Européennes de la Société Française de Gynécologie, n° 74, Paris, 1992.

[7] BELAISCH J., CHAFFAUX S. : Evaluation des capacités de transport tubaire. *Contr. Fert. Sex.* 1990, 18, 10, 815-826.

[8] BONILLA-MUSOLLES F., SIMON C., SERRA V., SAMPAIO M., PELLICER A. : An assessment of Hysterosalpingosonography (HSSG) as a diagnostic tool for uterine cavity defects and tubal patency. *J. Clin Ultrasound* 1992, 20, 175-181.

[9] DEICHERT U., SCHLIEF R., van de SANDT M., JUHNKE I. : Transvaginal hysterosalpingo - contrast - sonography (Hy-Co-Sy) compared with conventional tubal diagnostics. *Hum. Rep.,* 1989, 4, 4, 418-424.

[10] GLEICHER N., THURMOND A., BURRY K.A., COULAM C.B. : Gynecoradiology : a new approach to diagnosis and treatment of tubal disease. *Fertil. Steril.,* 1992, 58, 5, 885-887.

[11] MAROULIS G.B., PARSONS A.K., YEKO T.R. : Hydrogynecography : a new technique enables vaginal sonography to visualize pelvic adhesions and other pelvic structures. *Fertil. Steril.,* 1992, 58, 5, 1073-1075.

[12] RANDOLPH J.R., YING Y.K., MAIER D.B., SCHMIDT C.L., RIDDICK D.H. : Comparison of real-time ultrasonography, hysterosalpingography, and laparoscopy/hysteroscopy in the evaluation of uterine abnormalities and tubal patency. *Fertil. Steril.,* 1986, 46, 5, 828-832.

[13] STERN J., PETERS A.J., COULAM C.B. : Color Doppler ultrasonography assessment of tubal patency : a comparison study with traditional techniques. *Fertil. Steril.,* 1992, 58, 5, 897-900.

[14] SUROV C.H., SAHAKIAN V. : Transvaginal sonographic detection of endometrial polyps with fluid contrast augmentation. *Obstet. Gynecol.,* 1992, 79 : 1041-3.

[15] TIMOR-TRITSCH I.E., MONTEAGUDO A., MATERA C., VEIT C.R. : Sonographic evaluation of cornual pregnancies treated without surgery. *Obstet. Gynecol.,* 1992, 79 : 1044-9.

IMAGERIE DE L'HYPOPHYSE

D. FREDY*

L'imagerie par résonance magnétique est certainement le moyen le plus performant dans l'exploration des micro-adénomes de l'hypophyse et des processus de la région sellaire.

L'utilisation de coupes millimétriques permet la visualisation d'adénomes de petite taille (2,5 à 3 mm). L'exploration de base comporte des coupes sagittales fines pondérées en T_1 et coronales fines pondérées en T_1, centrées sur la selle turcique sans et avec injection de Gadolinium. Les coupes pondérées en T_2 de deuxième intention sont utiles pour les situations pathologiques telles que les hémorragies intra-tumorales. L'imagerie de flux IRM 2D et 3D permet la visualisation des structures vasculaires parahypophysaires et le diagnostic différentiel des anévrismes carotidiens. ●

* Hôpital Sainte-Anne, Paris.

SOCIÉTÉ EUROPÉENNE DE GYNÉCOLOGIE

SÉANCE DU 5 FÉVRIER 1994

FACTEURS DE CROISSANCE ET GROSSESSE JEUNE

J. HUSTIN*, J. COLLETTE***, E. JAUNIAUX**,
J.-C. HENDRICK***, P. FRANCHIMONT***

INTRODUCTION

La grossesse dans l'espèce humaine dure environ 40 semaines. Cette période peut être divisée en deux parties inégales :

- les 12 premières semaines pendant lesquelles s'effectuent les phénomènes d'implantation, de différenciation du placenta et des autres annexes embryonnaires. En même temps, cette période correspond à une intense activité d'organogenèse embryonnaire ;
- les 28 semaines suivantes pendant lesquelles le fœtus complètement formé va croître et compléter sa maturité multisystémique.

Pendant les douze premières semaines, la croissance cellulaire et tissulaire de l'embryon et du placenta est extrêmement importante voire "explosive". Comme tout processus de prolifération est contrôlé par des mécanismes régulateurs autocrines et paracrines *(Chard 1993),* on est en droit d'imaginer que différents facteurs de croissance jouent un rôle important durant cette période. Il est également vraisemblable que la régulation par les cytokines implique aussi une participation de l'organisme maternel (le site d'implantation) *(Fay and Grudzinskas 1991, Mitchell et al. 1993).* Il est par ailleurs très plausible également que cette modulation de la croissance embryonnaire et placentaire varie dans le temps.

Le présent travail veut caractériser la présence d'un certain nombre de facteurs de croissance connus dans le placenta et au niveau du site d'implantation par les techniques immuno-histochimiques conventionnelles. Nous avons pu également caractériser certains facteurs de croissance (les insulin-like growth factors, -IGF-1 et 2-, le transforming growth factor Beta-1 - $TGFß_1$ et l'interleukine-6 - IL-6) par dosages radio-immunologiques monospécifiques. Enfin, nous avons recherché pour les IGFs la possibilité de corrélation entre les taux mesurables dans le sérum maternel d'une part, les cavités embryonnaires (cavité amniotique et cœlome extra-embryonnaire) d'autre part.

MATÉRIEL ET MÉTHODE

1. Prélèvements tissulaires

Dix-huit spécimens provenant d'interruptions volontaires de grossesse entre 4 1/2 et 13 semaines ont été utilisés. Ces tissus ont été congelés après séparation visuelle du placenta et

* Institut de Morphologie Pathologique de Loverval - Allée des Templiers, 41 - B-6280 Loverval (Belgique).
** Department of Obstetrics and Gynecology, King's College Hospital Medical School - London (UK).
*** Département de Radio-immunologie - Université de Liège (Belgique).

de la déciduale. Après homogénéisation et extraction du cytosol, on a dosé les taux d'IGF-1 et -2, de TGF-ß et d'interleukine-6.

2. Prélèvements liquidiens

Chez 20 patientes subissant une interruption volontaire de grossesse entre 7 et 12 semaines, on a dosé de manière simultanée les IGF-1 et -2 dans le sérum maternel et le liquide amniotique et le fluide du cœlome extra-embryonnaire *(Gulbis et al. 1992).* La même méthodologie a été appliquée pour le dosage liquidien que pour les dosages tissulaires.

3. Dosages

a) IGF-1 et 2

Dans les fluides cellulaires, les IGF-1 sont liées à des protéines de haut poids moléculaire. Ces complexes peuvent être dissociés par précipitation acide-éthanol *(Daughaday et al. 1980).* La mesure quantitative des IGF dans les milieux neutralisés après extraction éthanol acide se fait en employant le kit de Radio-immuno-essai de IGF-1 (Nichols Institute Diagnostics, San Juan Capestrano, CA, USA) d'une part et notre dosage radio-immunologique de IGF-2 d'autre part *(Lambert et al. 1991).*

Pour IGF-1, il n'y a pratiquement aucune réaction croisée de l'antisérum avec d'autres peptides. Selon le fournisseur, la réactivité est < 0,01 % pour hCG, TSH, LH, < 0,02 % pour la prolactine et l'insuline porcine, < 0,05 % avec IGF-2.

La sensitivité du dosage de IGF-1 est calculée à 0,06 ng/ml et les coefficients de variation intra- et inter-essai sont inférieurs respectivement à 2,9 et 11,4 %.

Pour IGF-2, l'anticorps monoclonal (Lot 0.5522N, Amano, Nagoya, Japon) n'a pas de réaction croisée avec l'insuline. La sensitivité du radio-immuno essai est de 0,01 ng/ml. Les coefficients de variation intra- et inter-essai sont respectivement de 6 à 12 %.

b) TGF-β1

Le Transforming Growth Factor Beta-1 a été extrait des plaquettes humaines par la méthode de *Cone et al. (1988).* Le peptide a été marqué à l'I^{125} par la méthode à la chloramine T.

Un anticorps polyclonal monospécifique a par ailleurs été obtenu chez le dindon. Employé à une dilution de 1/7 000, dans une technique de séparation par double anticorps, en présence de polyethylèneglycol, la sensitivité de la méthode est 0,01 ng/ml *(Hendrick et al. sous presse).*

c) Interleukine-6

Une technique immunoenzymatique a été employée (Medgenix - Fleurus, Belgique). La sensitivité de la méthode est de 0,003 pg/ml. Par ailleurs, aucune réaction croisée n'a été identifiée avec les autres cytokines (IL-1-α, IL-1-ß, IL2, IL3, IL4, GM-CSF, IFNα, IFNγ, TFNα, TFBß).

4. Immunohistochimie

Ont été mises en évidence la présence d'IGF-1, de TGF-ß, d'interleukine-6, de l'EGF et de son récepteur ainsi que de la phosphatase alcaline de type placentaire. L'anticorps monospécifique contre l'IGF-1 (Monoclonal Ab 3D-1/2) a été obtenu chez GAMMA SA (Angleur, Belgique). L'anticorps contre le TGF-ß a été obtenu chez le dindon (voir plus haut). L'anticorps anti-phosphatase alcaline placentaire est un anticorps polyclonal de lapin (DAKO). Les anticorps contre l'EGF et son récepteur sont des anticorps de type monoclonal obtenus respectivement chez ICN Immuno Biologicals (Lisle, USA) clone 75-001 et chez Sigma (Saint-Louis, USA) clone 29.1.1. Enfin, l'anticorps contre l'interleukine-6 est un anticorps monoclonal de la firme de Boehringer Biochemica Mannheim, clone B-E8.

Les réactions immunohistochimiques ont été pratiquées soit sur fragments congelés et coupés au cryostat sans prétraitement soit sur des fragments fixés au formol tamponné, inclus en paraffine et coupés à 5 microns.

La technique habituelle implique la révélation après incubation avec l'anticorps monospécifique par le système streptavidine-biotine.

Des contrôles de spécificité ont bien entendu été pratiqués pour toutes les réactions immunohistochimiques notamment en remplaçant l'anticorps primaire par des immunoglobulines différentes mais provenant de la même espèce.

RÉSULTATS

1. Dosages

Il apparaît (figure 1) que la quantité de protéines cytosoliques reste constante dans la déciduale quel que soit l'âge gestationnel (jusque 12 semaines) alors que pour le tissu placentaire il existe une différence nette et significative entre les placentas avant et après 8 semaines (3,8 mg/ml et 5,6 mg/ml respectivement). Les quantités protéiques sont plus importantes après 8 semaines et restent de toute façon nettement moindres qu'au niveau de la déciduale (10,6 mg/ml).

Les dosages des facteurs de croissance de type insulin-like (I et II) sont exprimés dans la figure 2. Il existe une quantité moyenne d' IGF-1 de 0,92 ng/mg de protéine dans le placenta jeune et 2,3 ng/mg dans la déciduale. La différence est très significative entre les deux tissus (P <0,0002, test de rang de Mann-Whitney).

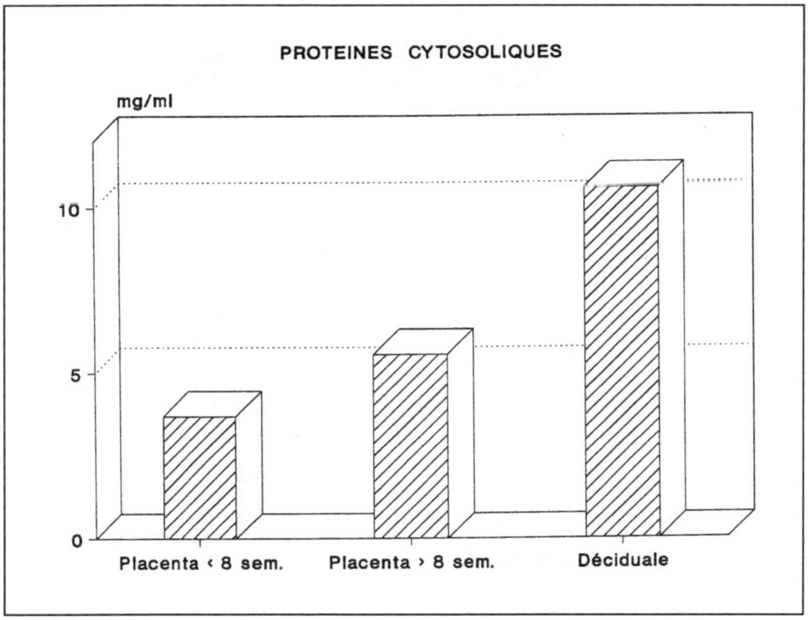

Fig. 1. - Valeurs moyennes des protéines cytosoliques extraites des placentas de moins ou plus de 8 semaines et de la déciduale.

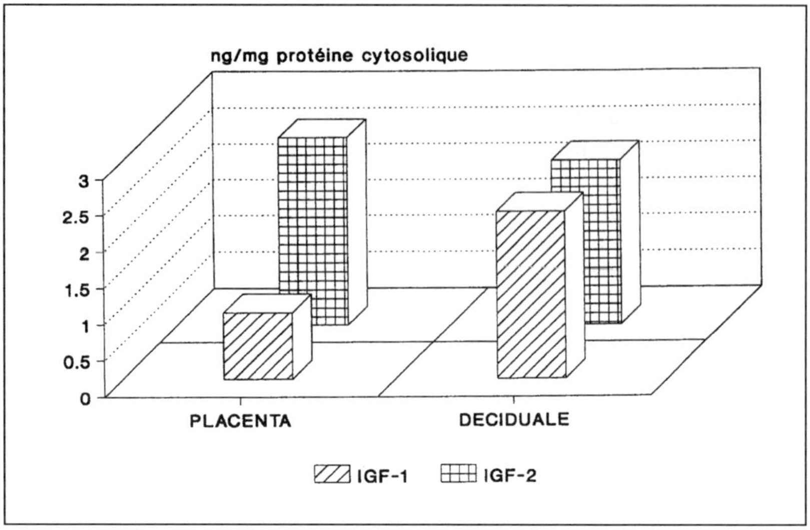

Fig. 2. - *Valeurs moyennes des taux d'IGF-1 et 2 dans le placenta et la déciduale.*

Pour l'IGF-2, le placenta contient 2,59 ng/mg de protéine et la déciduale 2,26 ng/mg. Ces valeurs ne sont pas significativement différentes. Par contre, il faut noter qu'il existe beaucoup plus d'IGF-2 que d'IGF-1 dans le placenta, et cette différence est significative, alors que les deux facteurs de croissance sont en quantité égale au niveau de la déciduale. Dans le

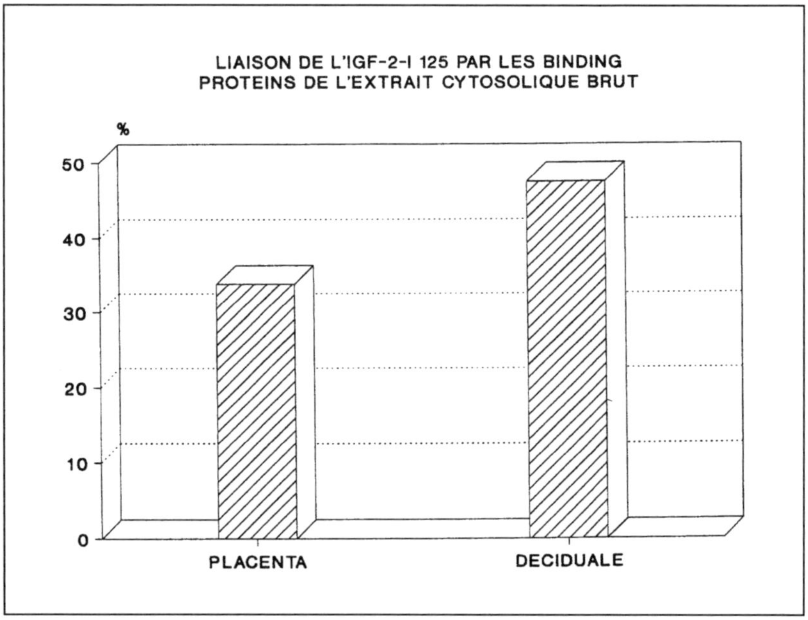

Fig. 3. - *La fixation de l'IGF-2 marqué par l'iode-125 est significativement plus importante dans la déciduale que dans le placenta.*

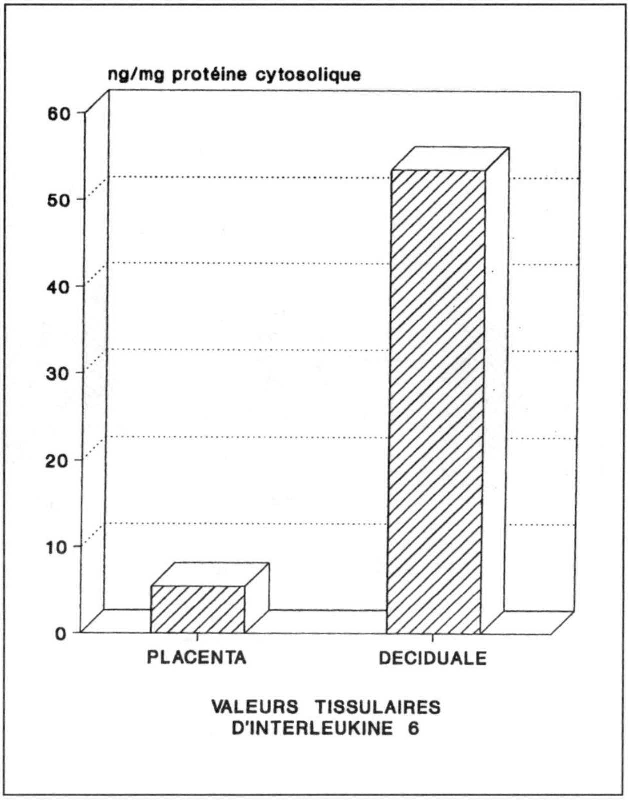

Fig. 4. *- Dans les extraits tissulaires de déciduale, il y a environ 10 fois plus d'IL-6 que dans le placenta.*

cadre du dosage radio-immunologique, l'emploi de l'IGF-2 marqué à l'iode 125 a permis de confirmer l'existence de binding proteins (figure 3) dans les extraits cytosoliques. La présence de ces binding proteins est nettement plus marquée dans la déciduale que dans le placenta ($p < 0,00005$ - test de Mann et Whitney).

L'interleukine-6 est présente en quantité faible dans le placenta jeune, par contre dans la déciduale les taux rencontrés sont environ dix fois supérieurs, cette différence étant bien entendu très hautement significative (figure 4) ($p < 0,00005$ - test de Mann et Whitney).

Le TGF-ß présente des valeurs variant entre 0,24 et 2,13 ng/mg de protéine. Les valeurs maximales se situent au niveau placentaire, elles sont constantes dans le temps. Il n'y a cependant pas de différence significative entre les taux tissulaires du placenta et de la déciduale.

La figure 5 reprend les valeurs d'IGF-1 et 2 dans le sérum maternel, le liquide amniotique et le liquide cœlomique. Dans le sérum maternel, les IGF sont présents en quantités considérables et surtout en ce qui concerne l'IGF-2 (différence significative). Les valeurs les plus basses sont rencontrées dans le liquide amniotique et une fois encore il y a plus d'IFG-2 que d'IGF-1. Les valeurs d'IGF du fluide cœlomique sont légèrement supérieures à celles du liquide amniotique. Il existe plus d'IGF-1 dans le fluide cœlomique que dans le liquide amniotique. Par ailleurs, les différences entre le liquide amniotique et le fluide cœlomique d'une part, le sérum maternel d'autre part sont caricaturales.

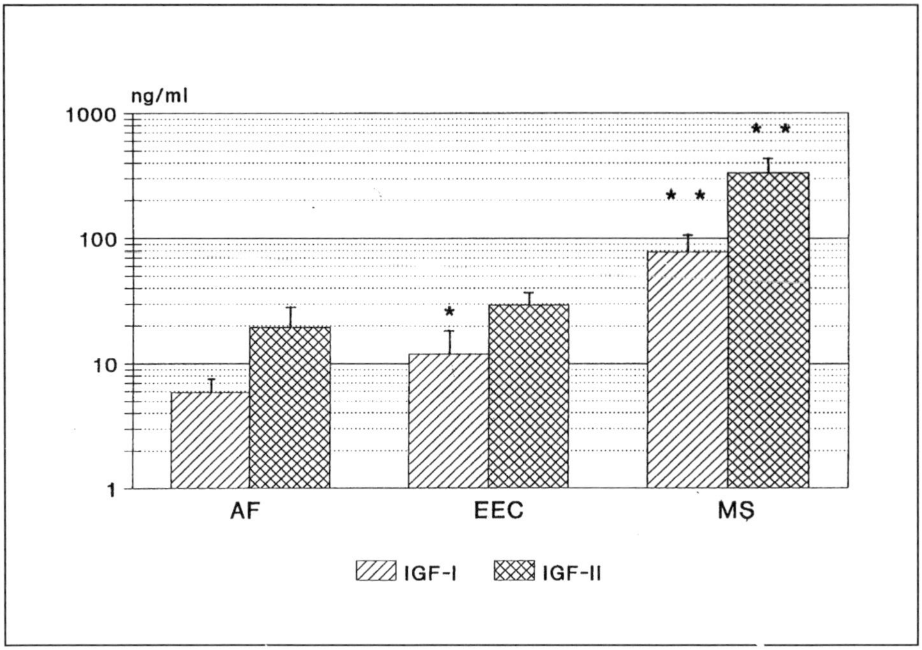

Fig. 5. - Les taux sériques maternels (MS) d'IGF-1 et 2 sont 10 à 20 fois plus élevés que dans les liquides amniotiques (AF) correspondants.
Le fluide cœlomique (EEC) contient plus d'IGF-1 que le liquide amniotique.

2. Immunohistochimie

Les examens immunohistochimiques spécifiques ont donné des résultats intéressants. L'IGF-1 est surtout localisé dans le placenta au niveau des excroissances trophoblastiques (sprouts) témoins de la croissance villositaire (figure 6).

Le TGF-ß (figure 7) est présent dans la déciduale, surtout dans les cellules déciduales, mais on le trouve également au niveau des glandes endométriales du cyto-trophoblaste et dans les cellules du stroma villositaire. Dans les coupes à congélation, il n'est pas rare de constater un marquage nucléaire. De façon générale, le syncytiotrophoblaste villositaire est négatif ; le trophoblaste extra-villeux est apparemment riche en TGF-ß1.

Enfin, si l'interleukine-6 est faiblement exprimée au niveau du syncytiotrophoblaste villositaire, elle est par contre très abondante au niveau du trophoblaste extra-villeux du site d'implantation (figure 8). A l'opposé, il y a très peu de phosphatase alcaline de type placentaire. Celle-ci apparaît sous forme d'un liséré positif membranaire au niveau des excroissances trophoblastiques périvilleuses à la fin du premier trimestre.

Enfin, l' EGF et son récepteur caractérisent le cytotrophoblaste des placentas très jeunes ; après 8 semaines le syncytiotrophoblaste est aussi marqué.

DISCUSSION

Notre étude permet de démontrer l'existence formelle de facteurs de croissance au niveau des tissus placentaires et déciduaux, c'est-à-dire au niveau des structures annexes de l'em-

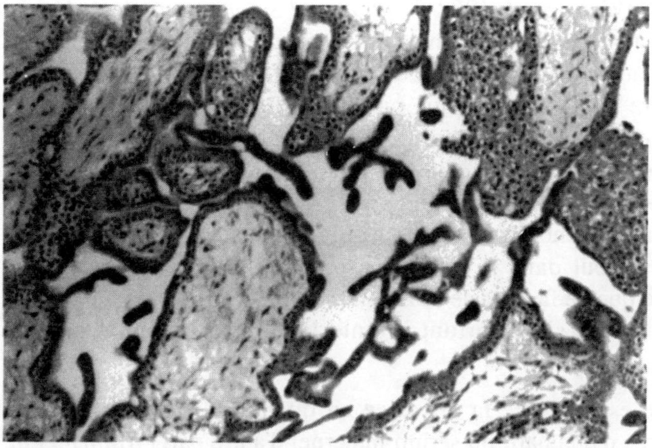

Fig. 6. *- Révélation immunohistochimique de l'IGF-1.*
La positivité est essentiellement au niveau des "trophoblastic sprouts". Coupe à congélation. Avidine Biotine + Hématoxyline x 125.

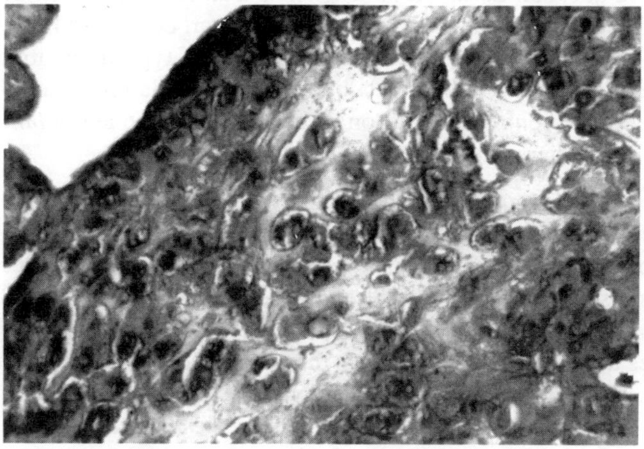

Fig. 7. *- TGF-β-1 (coupe en paraffine).*
Positivité des cellules déciduales et du trophoblaste extravilleux au niveau du site d'implantation. Avidine Biotine + hématoxyline x 250.

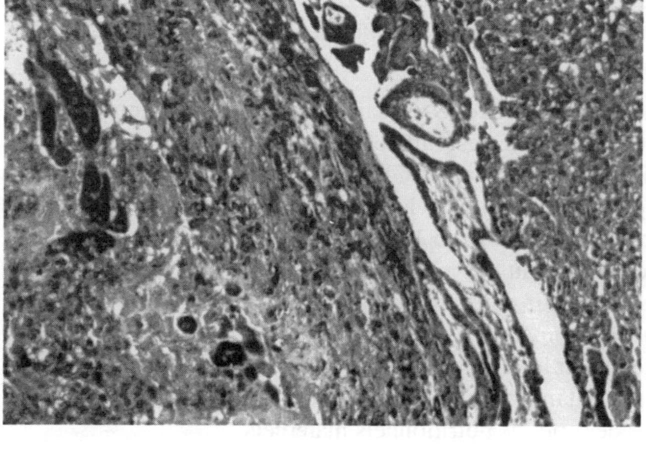

Fig. 8. *- Site d'implantation.*
Présence d'IL-6 au niveau des trophoblastes extra-villeux. Avidine Biotine + hématoxyline x 125.

bryon et de l'organisme maternel *(Wang et al. 1988, Findlay and Salamonsen 1991, Maruo et al. 1992)*. Des différences existent, notamment en ce qui concerne les IGF apparemment plus présentes dans la déciduale que dans le placenta. Il faut toutefois conserver à l'esprit la notion que ces IGF peuvent être liés de façon plus préférentielle dans la déciduale par l'IGF-BP-I (PP12), produite à ce niveau en quantité très importante *(Pekonen et al. 1988, Bell 1989, Seppälä et al. 1992, Hill et al. 1993)*. L'interleukine-6 est également très présente dans les dosages au niveau de la déciduale et cette notion est là aussi à prendre avec une certaine restriction : en effet, par immunohistochimie spécifique nous caractérisons l'interleukine-6 au niveau décidual surtout dans le trophoblaste extra-villeux qui infiltre la caduque. Il est donc très possible que ce facteur de croissance soit majoritairement d'origine placentaire et que son expression se situe surtout à l'interface materno-embryonnaire *(Kameda et al. 1990, Lee 1992)*.

Une autre notion intéressante est celle de la présence en quantité différente d'IGF au niveau des liquides embryonnaires d'une part, du sérum maternel d'autre part *(Wathen et al. 1992)*. On peut suggérer que le sérum maternel contribue pour une large part à la disponibilité des IGFs et on peut se poser la question de savoir si l'existence d'un relatif gradient de valeurs entre le sérum maternel d'une part, le fluide cœlomique d'autre part et enfin le liquide amniotique ne constitue pas un argument en faveur d'un passage de type interstitiel extra-placentaire de ce facteur de croissance. On peut dès lors suggérer que la présence en excès des IGF permet de dépasser ou de contrôler la liaison de ces facteurs avec leur « *binding proteins* » tissulaires et tout particulièrement déciduales.

Notons qu'il existe un gradient de croissance des taux tissulaires placentaires avec l'âge gestationnel. Cette croissance peut se vérifier tant pour IGF-1 et 2 que pour interleukine-6 et est certainement liée à l'accroissement signalé du taux des protéines cytosoliques avec l'âge gestationnel. Un phénomène semblable ne se vérifie cependant pas pour le TGF-ß dont les taux semblent relativement constants, en tout cas à partir de 10 semaines. Ils sont effectivement assez superposables à ceux qui ont été obtenus dans le troisième trimestre par *Tiollier et collaborateurs (1990)*. Il faut rappeler qu'une contamination des extraits modifie à coup sûr les résultats puisque le TGF-$ß_1$ servant à obtenir l'anticorps est extrait des plaquettes sanguines.

Comme par ailleurs l'examen immunohistochimique nous montre que la phosphatase alcaline de type placentaire n'apparaît que plus tardivement et de manière très focale pour s'exprimer pleinement au second trimestre de la gestation, on peut suggérer que la production ou l'utilisation de facteurs de croissance au niveau de l'œuf implanté subit des variations probablement quantitatives plus que qualitatives.

Ces variations sont telles qu'on peut suggérer que pendant les 10 à 12 premières semaines de la gestation, une promotion de la croissance est initiée avec une production locale et une activation métabolique de plusieurs facteurs dont EGF et son récepteur, IGF-1 et -2, et peut-être l'interleukine-6. Cette période comprend à la fois une croissance tissulaire quasi exponentielle et l'organogenèse très complexe de l'embryon. Il est vraisemblable qu'un contrôle négatif de la prolifération n'apparaît que plus tard avec la présence de la phosphatase alcaline placentaire, régulateur négatif de l'activité mitotique et la répartition plus diffuse, plus complète du TGF-ß1 *(Vuckovic M. et al. 1992, Mitchell 1992)* qui réduit la prolifération épithéliale tout particulièrement ici du trophoblaste *(Fausto 1991)*. Dès le début du second trimestre, la croissance placentaire devient effectivement harmonieuse, parallèle à celle du fœtus qui dépend dès lors des apports nutritionnels maternels.

CONCLUSION

Durant les toutes premières semaines de la grossesse, la croissance tissulaire de l'embryon et de ses annexes ne semble pas limitée et est de caractère exponentiel. Durant cette période, des facteurs de croissance facilitants (IGFs, IL-6, EGF) sont présents dans le placenta et la déciduale maternelle. Après 12 semaines, la prolifération trophoblastique (et des tissus fœtaux) est contrôlée de manière plus stricte. D'autres molécules (PLAP, TGF-ß1) acquièrent une prépondérance et caractérisent une régulation autocrine-paracrine plus précise des molécules contrôlant la croissance au niveau embryo-placentaire et à l'interface avec les tissus maternels. ●

Ce travail a été rendu possible par un subside (n° 3.4563.91) du Fonds de la Recherche Scientifique Médicale (FRSM).

RÉFÉRENCES

BELL S.C. (1989) : *Decidualization and insulin-like growth factor (IGF) binding protein* : implications for its role in stromal cell differentiation and the decidual cell in haemochorial placentation. Human Reproduction 4 : 125-130.

BRADFORD M.M. (1976) : *A rapid and sensitive method for the quantification of microgram quantities of proteins utilizing the principle of protein dye binding.* Analytical Biochemistry 72 : 248-254.

CHARD T. (1993) : *Placental radar.* Journal of Endocrinology 138 : 177-179.

CONE J.-L., BROWN D.R., DELARCO J.E. (1988) : *An improved method of purification of transforming growth factor, type beta from platelets.* Analytical Biochemistry 168 : 71-74.

DAUGHADAY W.H., MARIZ I.K. and BLETHEN S.L. (1980) : *Inhibition of access of basic somatomedin to membrane receptors and immunobinding sites.* A comparison of radioreceptor and radioimmunological somatomedin in native and acid-ethanol extracted serum. J. Clin. Endocrinol. Metab. 51 : 781-788.

FAUSTO N. (1991) : *Multifunctional roles for transforming growth factor-ß1.* Laboratory Investigation 65 : 497-499.

FAY T.N., GRUDZINSKAS J.G. (1991) : *Human endometrial peptides* : a review of their potential role in implantation ane placentation. Human Reproduction 6 : 1311-1326.

FINDLAY J.K., SALAMONSEN L.A. (1991) : *Paracrine regulation of implantation and uterine function.* Baillière's Clinical Obstetrics and Gynaecology 5, 1 : 117-131.

GULBIS B., JAUNIAUX E., JURKOVIC D., THIRY P., CAMPBELL S., OOMS H.A. (1992) : *Determination of protein pattern in embryonic cavities of human early pregnancies* : a means to understand materno-embryonic exchanges. Human Reproduction 7 : 886-889.

HILL D.J., CLEMMONS D.R., RILEY S.C., BASSETT N., CHALLIS J.R.G. (1993) : *Immunohistochemical localization of insulin-like growth factors (IGFS) and IGF binding proteins-1, -2, and -3 in human placenta and fetal membranes.* Placenta 14 : 1-12.

KAMEDA T., MATSUZAKI N., SAWAI K., OKADA T., SAJI F., MATSUDA T., HIRANO T., KISHIMOTO T., TANIZASWA O. (1990) : *Production of interleukin-6 by normal human trophoblast.* Placenta 11 : 205-213.

LAMBERT S., COLLETTE J., GILLIS J., FRANCHIMONT P., DESAIVE C. and GOL-WINKLER R. (1991) : Tumor IGF-II content in a patient with colon adenocarcinoma correlates with abnormal expression of the gene. Int. J. Cancer 48 : 826-830.

LEE F.D. (1992) : *The role of interleukin-6 in development.* Developmental Biology 151 : 331-338.

MARUO T., MATSUO H., KATAYAMA K., LADINES-LLAVEC A., MANALO A.S., MOCHIZUKI M. (1992) : *Growth factors in the biology of human trophoblast and their clinical relevance in early pregnancy maintenance.*

MITCHELL E.J., FITZ-GIBBON L., O'CONNOR-McCOURT M.D. (1992) : *Subtypes of ß-glycan and type I and type II transforming growth factor-β_2 are exhibited by human placental trophoblast cells.* Journal of Cellular Physiology 150 : 334-343.

MITCHELL M.D., TRAUTMAN M.S., DUDLEY D.J. (1993) : *Cytokine networking in the placenta.* Placenta 14 : 249-275.

PEKONEN F., SUIKKARI A.M., MÄKINEN T., RUTANEN E.M. (1988) : *Different insulin-like growth factor binding species in human placenta and decidua.* Journal of Clinical Endocrinology and Metabolism 67 : 1250-1257.

SEPPÄLÄ M., ANGERVO M., RIITTINEN L., YAJIMA M., JULKUNEN M., KOISTINEN R. (1992) : *Peptides and proteins in the human endometrium.* Reproductive Medicine Review 1 : 37-56.

TIOLLIER J., UHLRICH S., CHIROUZE V., TARDY M., TAYOT J.L. (1990) : *Biochemical and biological characterization of a crude growth factor extract from placental tissue* ; in : Placental Communications : Biochemical, morphological and cellular aspects. L. Cedard, E. Alsat, J.-C. Challier ; G. Chaouat, A. Malassiné. Colloque Inserm/John Libbey Eurotext Ltd. 199 : 98-100.

VUCKOVIC M., GENBACEV O., KUMAR S. (1992) : *Immunohistochemical localization of transforming growth factor-ß in first and third trimester human placenta.* Pathobiology 60 : 149-150.

WANG C.Y., DAIMON M., SHEN S.J., ENGELMANN G.L., ILAN J. (1988) : *Insulin-like growth factor-I messenger ribonucleic acid in the developing human placenta and in the term placenta of diabetics.* Molecular Endocrinology 2 : 207-229.

WATHEN N.C., WANG H.S., CASS P.L., CAMPBELL D.J., CHARD T. (1992) : *Insulin-like-growth factor I and insulin-like growth factor binding protein I in early human pregnancy.* Early Human Development 28 : 105-110.

INDEX ALPHABETIQUE DES MATIERES

(Récapitulation thématique de l'ensemble des sujets traités dans les Actualités Gynécologiques depuis la 15e série).
Le lecteur est prié de se reporter au tome 15 (ou jusqu'au tome 23) pour se référer aux 14 premières séries.

Antihormones

Antiestrogènes

Antiprogestatifs

Avortements

Avortements spontanés

Avortements provoqués

Cancers

Estroprogestatifs ou progestatifs

Stérilet

Vaginale

Cycle menstruel

Cystites et cystalgie

Fibromyome

Génétique

Grossesse

Hypothalamus et hypophyse

Marqueurs

Ménopause

Nidation

Œstrogènes

Ostéoporose

Ovaires (dystrophie)

Ovaires (et ovocytes)

Cancer de l'ovaire

Ovaires (physiologie)

Ovaires (stimulation)

Ovulation

Papillomes, (voir utérus (col), vagin et vulve)

Périnatologie

Pharmacologie

Prions

Procréation médicalement assistée PMA, (voir trompes, fécondation in vitro)

Progestatifs

Prolactine

Puberté

Développement sexuel

Radiographie et explorations physiques

Utérus et trompes

Sein

Échographie, (voir explorations sein)

RMN

Réceptivité et Récepteurs

Sein

Explorations physiques, (voir radio)

Lésions non cancéreuses

Cancer

Stérilité

Féminine

Tubaire

Masculine

Thérapeutique, (laser)

Toxoplasmose

Trompes

Trophoblaste, (voir maladie trophoblastique).

Utérus

Col

Vulve

INDEX ALPHABETIQUE DES AUTEURS
depuis l'origine

C

D

E

F

I

J

K

L

M

N

O

P

Q

R

S

T

U

V

W

Y

Z